Homöopathie

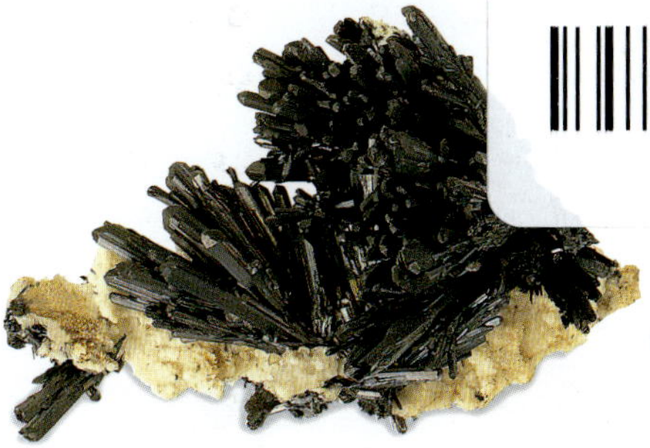

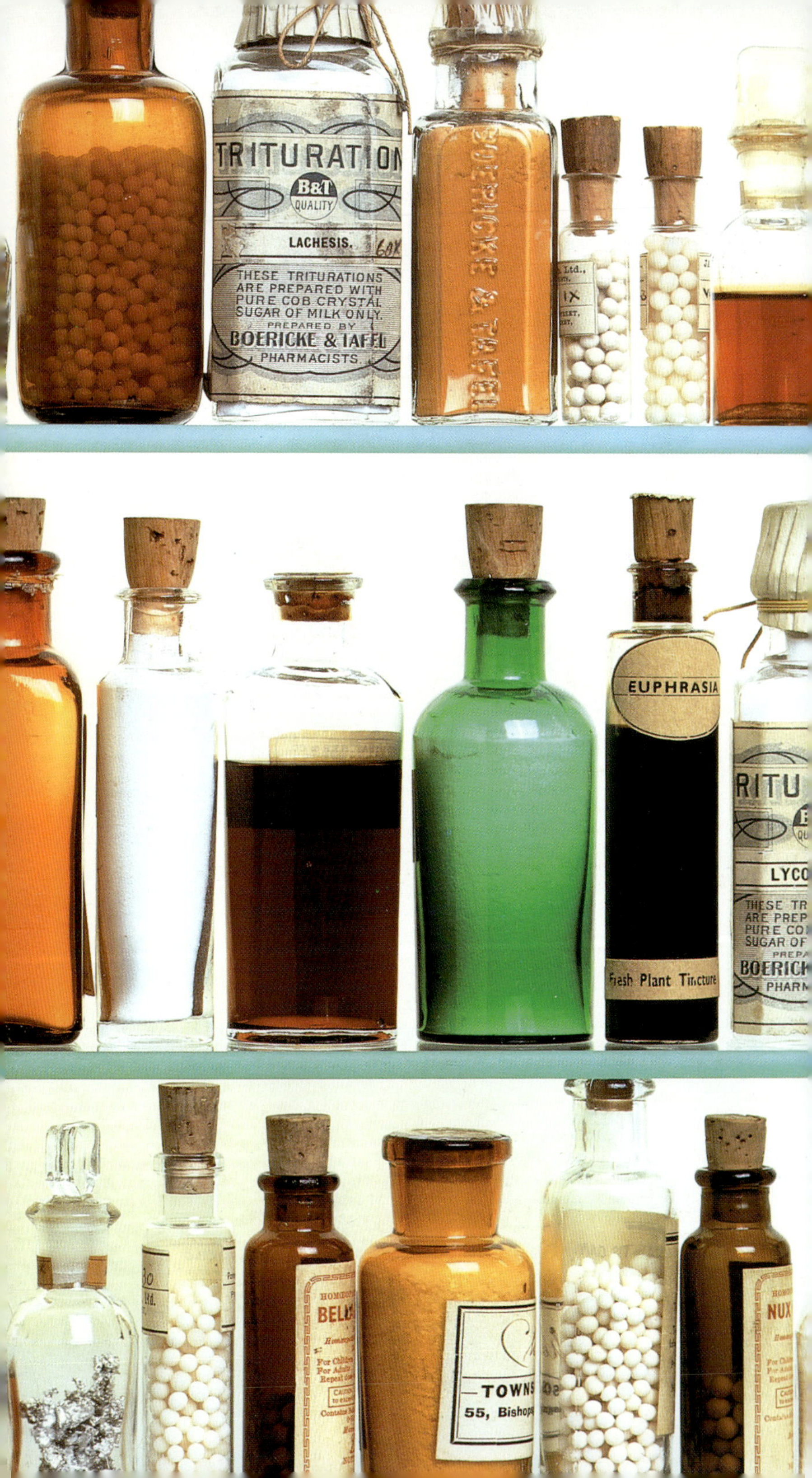
TRITURATION
B&T QUALITY
LACHESIS.
60X
THESE TRITURATIONS ARE PREPARED WITH PURE COB CRYSTAL SUGAR OF MILK ONLY.
PREPARED BY
BOERICKE & TAFEL
PHARMACISTS.
EUPHRASIA
Fresh Plant Tincture

Homöopathie

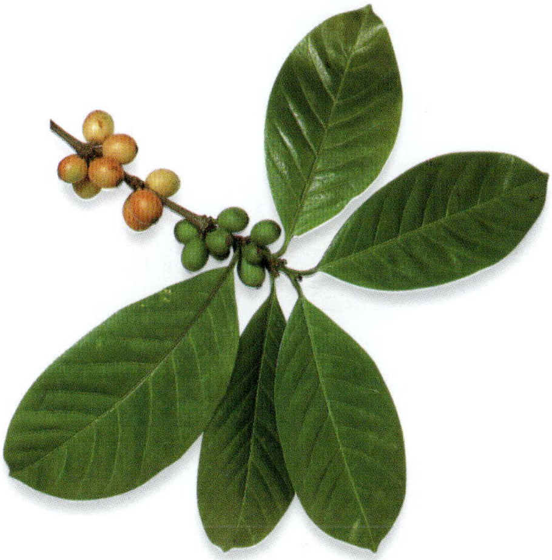

DR. ANDREW LOCKIE

Dorling Kindersley
London • New York • München • Paris

Dorling Kindersley

Reihenbetreuung Gillian Roberts
Reihenbildbetreuung Tracey Ward
Cheflektorat Mary-Clare Jerram
Gestaltung (verantwortlich) Tracy Killick
DTP-Design Louise Paddick und Louise Waller
Herstellung Maryann Rogers

Die Deutsche Bibliothek – CIP-Einheitsaufnahme

Ein Titeldatensatz für diese Publikation ist bei
Der Deutschen Bibliothek erhältlich.

Titel der englischen Originalausgabe:
Homeopathy Handbook

Übersetzung Petra Sporbeck-Hörning
Redaktion Angelika Lang, Redaktionsbüro Maryna Zimdars
Satz Easy Pic Library GmbH, München

ISBN 3-8310-0188-X

Printed in Italy

Besuchen Sie uns im Internet
www.dk.com

Inhalt

Einführung

Individuell gestaltbare und praxisorientierte Behandlungsansätze durch eine ganzheitliche Sichtweise – das kann die Homöopathie leisten. Mit dem nötigen Grundlagenwissen können wir mehr Verantwortung für unsere Gesundheit übernehmen.

URSPRÜNGE DER HOMÖOPATHIE

Der Homöopathie ähnliche Praktiken wurden jahrhundertelang zur Heilung von Patienten angewendet. So haben die Entdeckungen von Hippokrates *(siehe Seite 12)* und Paracelsus *(siehe Seite 10)* noch heute Einfluss auf die homöopathische Praxis. Der Durchbruch gelang aber erst am Ausgang des 18. Jahrhunderts, als sich Dr. Samuel Christian Hahnemann (1755–1843), von der Schulmedizin enttäuscht, der Erforschung alternativer Heilmethoden zuwandte. Er begann damit, seine Patienten nach dem Grundsatz »Ähnliches mit Ähnlichem heilen« zu behandeln.

1796 veröffentlichte er das Buch *Neues Prinzip zur Auffindung der Heilkräfte der Arzneisubstanzen nebst einigen Blicken auf die bisherigen.* Er nannte dieses neue Medizinsystem »Homöopathie«, abgeleitet von dem griechischen Ausdruck für »ähnliches Leiden« *(homois pathos).*

DIE GRUNDLAGEN

Der Schlüssel zur erfolgreichen Anwendung der Homöopathie liegt in der Fähigkeit des Therapeuten, die Symptome des Patienten – die äußeren Zeichen der inneren Störung – zu verstehen und richtig zu interpretieren, und das sowohl vor als auch nach der Mittelgabe. Während in der schulmedizinischen Praxis bei derselben Diagnose, sprich Störung, verschiedenen Patienten dieselbe Medizin verabreicht wird, betrachtet die Homöopathie den Patienten in seiner Gesamtheit und behandelt damit ganzheitlich. Bei der Wahl des jeweiligen Homöopathikums wird eine ganze Reihe von Faktoren berücksichtigt, darunter das Temperament des Patienten, seine psychische Verfassung und auch seine Lebensweise.

Im homöopathischen Ansatz ist eine der wichtigsten Regeln der medizinischen Behandlung enthalten, nämlich, dass sie nicht schaden darf. Viele kleinere Beschwerden sind zu Hause sicher und effektiv mit Homöopathika behandelbar.

ZIEL DIESES BUCHES

Ziel dieses Buches ist es, dem Laien einen umfassenden Überblick über die Homöopathie und ihre Anwendung zu verschaffen. Mit dem richtigen Verständnis für die Grundlagen der homöopathischen Praxis können Sie die Selbstheilungskräfte Ihres Körpers stärken. Dieses Buch will Ihnen die Homöopathie näher bringen und Ihnen die Informationen verschaffen, die Sie für eine sachgerechte homöopathische Selbstbehandlung brauchen.

ERNSTHAFTE BESCHWERDEN

Unter gar keinen Umständen jedoch kommt eine Selbstbehandlung bei ernsthaften oder chronischen Erkrankungen oder bei Beschwerden unbekannter Ursache in Betracht. In diesen Fällen ist immer der Homöopath selbst oder ein Schulmediziner zu Rate zu ziehen.

Der Weg zum Schulmediziner sollte grundsätzlich bei allen Beschwerden, die sich schnell und wirksam auf konventionellem Weg behandeln lassen, und bei allen Störungen, die weiter gehender Untersuchung bedürfen, eingeschlagen werden. Das gilt auch für banale Beschwerden, die sich verschlimmern, so etwa eine Erkältung, die sich zu einer Infektion der unteren Atemwege auswächst.

Verschiedene ernsthafte Beschwerden lassen sich zwar durchaus homöopathisch behandeln, hier ist jedoch von Anfang an die Erfahrung eines qualifizierten Homöopathen gefragt.

NATURHEILVERFAHREN

Dass niemand in unserem Medizinsystem zu jedem Zeitpunkt bei jedem Patienten jede Krankheit heilen kann, ist eine Binsenweisheit. Manche Patienten reagieren gut auf bestimmte Behandlungsverfahren, andere mit ähnlichen Symptomen aber nicht. In vielen Teilen der Welt greifen immer mehr Therapeuten mit ursprünglich schulmedizinischer Ausbildung auf Naturheilverfahren wie die Homöopathie zurück, um ihr Spektrum an möglichen Behandlungsformen zu erweitern.

WODURCH DER WANDEL?

Dieser Trend spiegelt die wachsende Nachfrage der Patienten nach natürlichen Heilweisen und den Wunsch nach mehr Selbstverantwortung in Sachen eigene Gesundheit wider. Immer mehr Patienten wollen wissen, was sie selbst zur Gesunderhaltung bzw. Krankheitsvorbeugung tun können. Sie wollen die Ursachen ihrer Erkrankung verstehen und Möglichkeiten, den Heilungsprozess zu fördern, kennen lernen. Eine Antwort darauf gibt die Homöopathie, und das auf einfache, wirksame, ausgesprochen sichere und relativ kostengünstige Weise – vorausgesetzt, sie wird vernünftig eingesetzt.

ZIEL DES AUTORS

Der Autor dieses Buches hat sich mit der wissenschaftlichen Klassifikation der Substanzen, aus denen die Homöopathika gewonnen werden, intensiv auseinander gesetzt. Zielvorgabe war, mit den zahlreichen Irrtümern und Missverständnissen, die sich hier im Verlauf der letzten 200 Jahre eingeschlichen haben, aufzuräumen. Die in diesem Buch enthaltenen Informationen entsprechen dem neuesten wissenschaftlichen Stand.

Homöopathie verstehen

Dieser Leitfaden zur Entwicklung der Homöopathie beschreibt die Mittelherstellung, die Patienten- bzw. Selbstbeurteilung, die Mittelgabe und schließlich auch Möglichkeiten, die Wirksamkeit der Behandlung zu unterstützen.

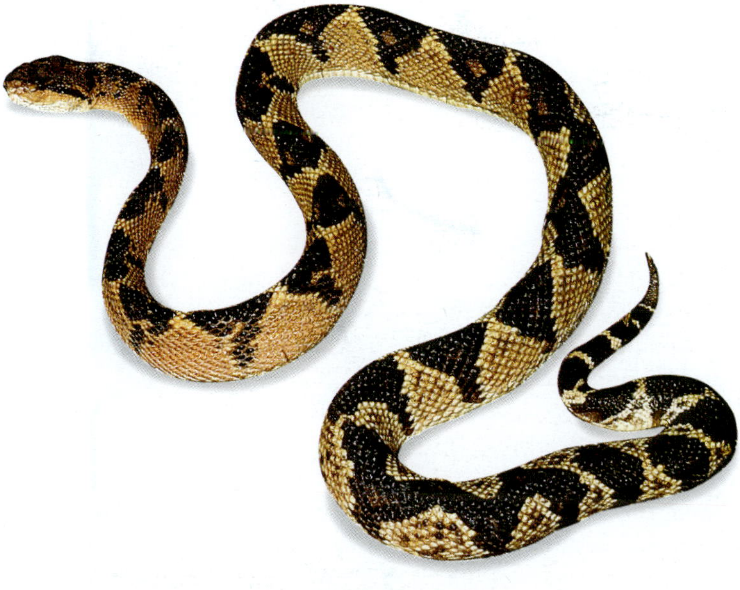

HOMÖOPATHIE – WAS IST DAS?

Die Homöopathie ist ein ganzheitliches Naturheilverfahren, das den Menschen in seiner Gesamtheit behandelt. Ihre Theorien und Grundsätze reichen zurück zur medizinischen Praxis der alten Griechen und Römer.

DIE ANFÄNGE

Im 5. Jahrhundert v. Chr. stellte der griechische Arzt Hippokrates (460–377 v. Chr.) erstmals die These auf, dass Krankheiten nicht durch übernatürliche Kräfte und göttliches Einwirken entstehen, sondern natürliche Ursachen haben, und dass die Selbstheilungskräfte des Patienten gestärkt werden sollten. Zur damaligen Zeit basierten alle medizinischen Theorien darauf, Krankheiten mit entgegengesetzt wirkenden Mitteln zu heilen. Hippokrates dagegen wandte erstmals das so genannte Ähnlichkeitsprinzip an, nach dem »Ähnliches durch Ähnliches zu heilen sei«.

PARACELSUS

Nach dem Niedergang des Römischen Reiches übte erneut die Religion viele Jahrhunderte lang großen Einfluss auf die medizinische Praxis aus, und viel von dem früher erworbenen Wissen ging verloren.

Erst mit dem Schweizer Arzt und Alchimisten Paracelsus (1493 bis 1541) erlebte das wissenschaftliche Studium der Medizin einen neuen Aufschwung. Paracelsus war es, der

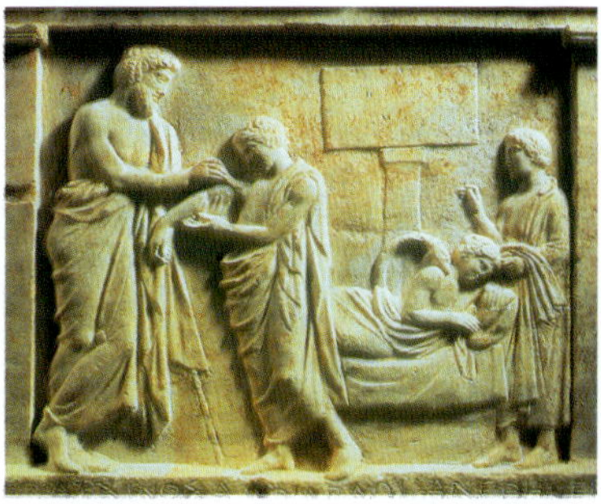

Dieses Votivrelief (4. Jh. v. Chr.) stellt die medizinischen Traditionen der alten Griechen dar. Schulmedizin und Homöopathie haben ihren Ursprung in dieser Zeit.

die Signaturenlehre der alten Griechen neu belebte. Sie besagt, dass die äußere Erscheinung einer Pflanze, Gottes »Signatur«, einen Hinweis auf deren Heilkraft gibt. So wurde *Chelidonium majus* (Schöllkraut) zur Behandlung von Leber- und Gallenbeschwerden eingesetzt, da der gelbliche Saft der Galle ähnelt.

Nach Paracelsus wurden Krankheiten durch äußere Faktoren, wie verseuchtes Wasser, und nicht durch übernatürliche Kräfte verursacht. Er verlangte von der medizinischen Praxis, sie solle auf detaillierter Beobachtung und »profunder Kenntnis der Natur und deren Wirkweise« begründet sein. Er glaubte, dass alle

Pflanzen und Metalle aktive Bestandteile besäßen, die zu bestimmten Krankheiten passten, und postulierte: »Die Dosis macht es, daß ein Ding kein Gift sey«.

Nach dem britischen Homöopathen und Autor James Compton Burnett (1840–1901) »pflanzte Paracelsus die Eichel, aus der die mächtige Eiche der Homöopathie wuchs«.

SAMUEL HAHNEMANN

1779 machte Samuel Hahnemann in Deutschland seinen Doktor der Medizin und begann zu praktizieren. Neun Jahre arbeitete er schulmedizinisch, um schließlich völlig desillusioniert ob der dubiosen Methoden seines Berufsstandes den Arztberuf aufzugeben. Er vertrat die Auffassung, dass eine Verbesserung der öffentlichen Hygiene, der Wohnbedingungen und der Ernährungssituation gesundheitsfördernder sei als die gebräuchlichen medizinischen Praktiken allein.

1790 begann Hahnemann eine neue Form der Medizin zu studieren, die er »Homöopathie« nannte. Er führte Versuche, so genannte »Prüfungen«, durch, zuerst an sich selbst, später auch an Patienten. Vor jeder Mittelgabe stand eine gründliche körperliche Untersuchung seiner Patienten sowie eine Aufnahme all ihrer Symptome. Hahnemann befragte sie nach ihrer Lebensweise, Allgemeingesundheit, Lebenseinstellung, nach ihren Zukunftsperspektiven und anderen Faktoren, die sich auf ihren Zustand auswirkten. Gemäß dem Grundsatz, nach dem »Ähnliches mit Ähnlichem zu heilen sei«, versuchte er, für die jeweiligen Symptome ein Mittel zu finden, das möglichst ähnliche Symptome beim gesunden Menschen verursacht – dieses Mittel wählte er zur Behandlung aus.

1812 begann Hahnemann, an der Universität von Leipzig die Homöopathie zu lehren. Im Lauf seines Lebens prüfte er insgesamt etwa 100 verschiedene Mittel und entwickelte die homöopathische Lehre und Praxis unermüdlich weiter.

HOMÖOPATHIE HEUTE

Als Hahnemann 1843 starb, hatte die Homöopathie bereits in vielen Teilen der Welt ihren festen Platz als Medizinsystem gefunden. Insgesamt nimmt ihre Beliebtheit immer mehr zu, und die neuesten Trends zeigen, vor allem in den USA, eine starke Neubelebung. Weltweit vorherrschend ist die Einzelmittelverschreibung, in Deutschland und Frankreich ist jedoch auch die Gabe von Komplexmitteln oder so genannten Kombinationsmitteln beliebt. In Australien ist die Homöopathie im Lauf der Zeit eine enge Verbindung mit der Naturheilkunde eingegangen, während sie in Indien lange Zeit erfolgreich neben der traditionellen ayurvedischen Medizin und der Schulmedizin angewandt wurde.
In den letzten Jahren erlebte die homöopathische Lehre in England einen neuen Aufschwung, in Russland wird sie kontinuierlich weiter entwickelt. In Südamerika ist die Homöopathie mittlerweile so etabliert, dass sie an den medizinischen Hochschulen gelehrt wird.

Die Wirkung der Homöopathie

Für Homöopathen ist Gesundheit das Ergebnis eines ausgewogenen Verhältnisses zwischen Körper und Geist. Bewahrt wird es durch die »Lebenskraft«, die die Selbstheilungskräfte des Körpers reguliert.

DIE LEBENSENERGIE

Die Vorstellung einer Art Lebensenergie gab es schon vor Hahnemann. Sie besagt, dass hinter allem Leben, hinter dessen physikalischer und chemischer Zustandsform, eine Lebensenergie steht und dass sogar leblose Masse Lebenskraft enthalten kann. Hahnemann wandte diese Sichtweise sowohl auf den menschlichen Körper als auch auf anscheinend träge Masse an. Damit ließe sich die Lebenskraft jeder Pflanze, jedes Minerals und Tieres zur Herstellung einer hoch wirksamen Medizin nutzen, wenn sie »potenziert« wird.

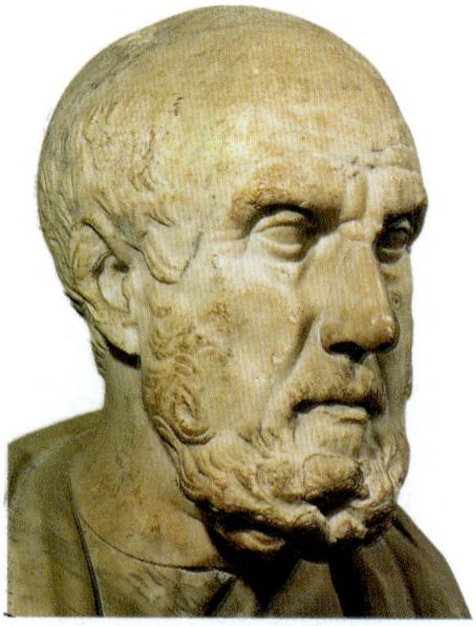

Porträtbüste von Hippokrates (460 bis 377 v. Chr.), dem »Vater der Medizin«. Er legte den Grundstein für die spätere Schulmedizin und die Homöopathie.

Hahnemann betrachtete Krankheit bzw. das Fehlen von Gesundheit als das Ergebnis eines inneren Ungleichgewichts, durch das die Lebenskraft des Körpers geschwächt wird. Indem nun die Selbstheilungskräfte des Körpers zur Bekämpfung solcher Ungleichgewichte angeregt werden, produziert die Lebenskraft so genannte Krankheitssymptome. Diese Symptome können sich auf der äußeren Ebene etwa als Fieber oder Hautausschlag manifestieren oder als emotionale oder psychische Zustandsformen, wie Weinerlichkeit oder große Reizbarkeit, in Erscheinung treten. Eine effektive Therapie muss der Lebenskraft bei Wiederherstellung des inneren Gleichgewichts helfen.

DIE KONSTITUTION

Die Homöopathie arbeitet nach dem Grundsatz, dass Körper und Geist so untrennbar miteinander verbunden sind, dass sich körperliche Symptome nicht ohne Kenntnis der individuellen Konstitution und des Charakters wirksam behandeln lassen. Für den Homöopathen beschreibt die »Konstitution« einer Person

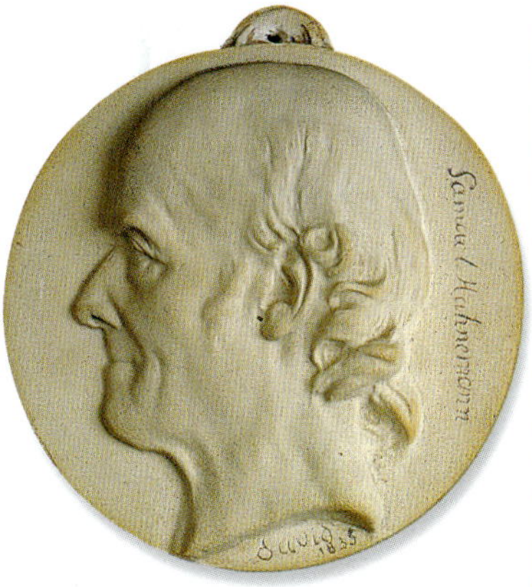

Porträt von Dr. Samuel Hahnemann (1755 bis 1843). Von der Schulmedizin enttäuscht, arbeitete er an einem neuen Medizinsystem, das er »Homöopathie« nannte.

deren Gesundheitszustand, einschließlich ihres Temperaments und jedweder angeborener oder erworbener Merkmale. Um den Konstitutionstyp zu ermitteln, muss der Therapeut eine Reihe verschiedener Punkte abfragen *(siehe Seiten 18–19)*.

Die Homöopathen glauben, dass der gesunde Mensch Krankheiten widersteht (obwohl auch er permanent einer immensen Zahl von Erregern ausgesetzt ist), weil seine Lebenskraft so stark und seine Krankheitsanfälligkeit nur gering ist.

ÄHNLICHKEITSREGEL

Hahnemann entwickelte den hippokratischen Grundsatz, nach dem »Ähnliches mit Ähnlichem zu heilen sei« *(similia similibus curentur)*, weiter. Diesem Heilgesetz zufolge können Substanzen, die bei einer gesunden Person bestimmte Symptome hervorrufen, ähnliche Symptome bei einer kranken Person heilen. Belladonna beispielsweise wurde und wird bei Scharlach eingesetzt, da die Symptome einer Belladonnavergiftung denen von Scharlach sehr ähneln.

ARZNEIMITTELBILDER

Hahnemanns Arzneimittel-»Prüfungen« dienten dazu, ein charakteristisches Symptomenmuster – das so genannte Arzneimittel- oder Symptomenbild – aufzustellen, das durch die jeweilige Substanz hervorgerufen wird. War das Arzneimittelbild den charakteristischen Zeichen und Symptomen einer Erkrankung weitestgehend ähnlich, wurde das entsprechende Heilmittel als das effektivste Mittel zur Stimulierung der Lebenskraft beurteilt und zur Behandlung ausgewählt. Der Schlüssel der klassischen Homöopathie liegt in der Auswahl des den Krankheitssymptomen des Patienten ähnlichsten Heilmittels.

DAS GESETZ DER HEILUNG

Auf dem Weg zur Komplettheilung verlagern sich die Symptome von den inneren Organen (den lebenswichtigsten) hin zu den äußeren (den weniger lebenswichtigen). Die Heilung vollzieht sich stets von oben nach unten.

Alte Krankheitssymptome treten während des homöopathischen Heilungsprozesses häufig erneut auf, meist in umgekehrter Entwicklungsfolge. Immunologen sprechen dem Körper die Fähigkeit zu, sich an jeden »Angriff« auf das Immunsystem, auf den er reagiert hat, zu »erinnern« – eine Theorie, die durch dieses Phänomen bestätigt wird.

Die Mittel-Herstellung

Die homöopathischen Mittel werden nach genauen Herstellungsvorschriften zubereitet, die Potenz des Wirkstoffs ist abhängig vom Verdünnungsgrad. Verwendet werden pflanzliche, tierische und mineralische Grundstoffe.

HAHNEMANNS METHODE

Viele der homöopathischen Ausgangssubstanzen sind hoch giftig. Hahnemann arbeitete deshalb mit ihnen nur in winzigen Dosen, musste aber dennoch feststellen, dass sie bei seinen Patienten Nebenwirkungen oder Verschlimmerungen bewirkten. Er entwickelte daraufhin eine Technik, die so genannte »Potenzierung«, bei der die Arznei verdünnt und mit starken Schüttelschlägen gründlich durchmischt wird. Durch dieses Verschütteln *(siehe unten)* wird die Wirksamkeit des Mittels selbst bei starker Verdünnung noch erhöht, so dass eine niedrigere Dosierung möglich ist.

DIE VORBEREITUNG DES AUSGANGSMATERIALS

Einiges Pflanzenmaterial kann als Ganzes verarbeitet werden, die meisten tierischen oder pflanzlichen Grundstoffe (etwa Blätter, Wurzeln oder Blütenköpfe) müssen jedoch zuerst zerkleinert werden. Mineralien und auch Samen oder Bohnen werden, wenn sie zu groß, hart oder wasserunlöslich sind, verrieben.

WIE AUS ZWIEBELN TABLETTEN WERDEN

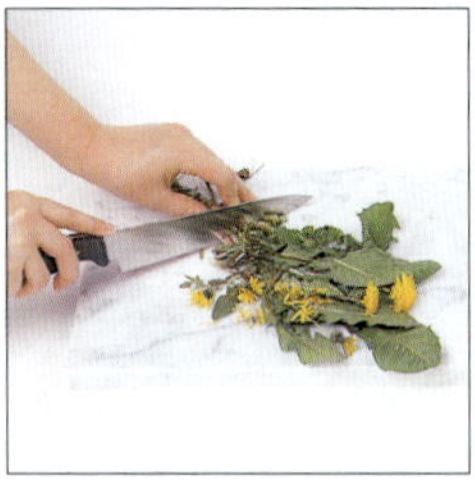

1 VORBEREITUNG
Die pflanzlichen oder tierischen Ausgangssubstanzen werden sehr fein gehackt. Andere Grundsubstanzen lassen sich leicht verreiben oder in Wasser lösen.

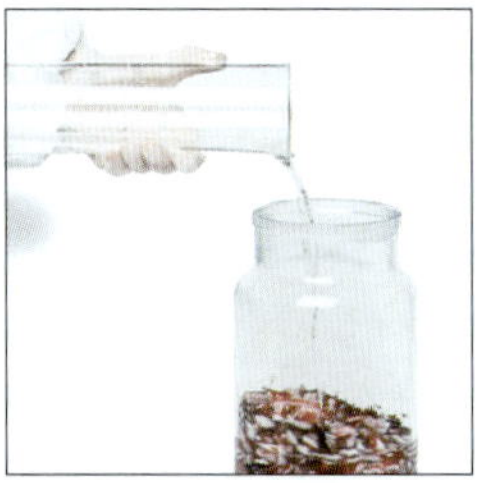

2 MIT ALKOHOL MISCHEN
Die Substanz wird mit Alkohol und destilliertem Wasser (meist 90 Teile Alkohol auf 10 Teile Wasser) in einem großen Glasbehältnis gemischt.

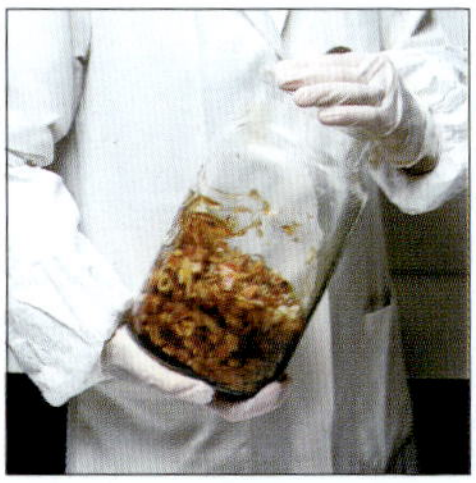

3 STEHEN LASSEN
Pflanzenmaterialien sollten mehrere Wochen zum Quellen stehen bleiben. Mischungen mit mineralischer Ausgangssubstanz können sofort verarbeitet werden.

DIE TRITURATION

Als Trituration oder Verreibung bezeichnet man den Vorgang, bei dem eine unlösliche Substanz wie ein Metall in Pulverform gebracht wird. Diese Substanzen werden mit Milchzuckerpulver vermischt und zu einem sehr feinen Pulver verrieben, das in Alkohol löslich ist.

DIE MAZERATION

Nach der entsprechenden Vorbereitung wird der Grundstoff mit einer Lösung aus Alkohol und destilliertem Wasser gemischt. Das Mischungsverhältnis hängt von der jeweiligen Ausgangssubstanz ab. Die Mischung wird dann über einen gewissen Zeitraum – von nur wenigen Minuten bis hin zu Wochen – zum Quellen gebracht. Diese Phase wird als »Mazeration« bezeichnet. Mischungen mit mineralischer Ausgangsbasis können praktisch sofort dem nächsten Herstellungsschritt zugeführt werden, bei den pflanzlichen Grundstoffen kann dies Wochen dauern. Mischungen, die länger stehen, müssen zwischendurch immer wieder geschüttelt werden.

DIE URTINKTUR

Die »Urtinktur« wird aus der Mischung extrahiert (entweder durch Abgießen oder Pressen). Sie wird wieder mit einer Lösung aus reinem Alkohol und destilliertem Wasser vermischt, bis die gewünschte Potenz erreicht ist. Das Verdünnungsverhältnis richtet sich nach der jeweiligen Potenzierskala. Am häufigsten arbeitet die Homöopathie mit der Dezimalskala (D) mit dem Verdünnungsfaktor 1:10 und der Centesimalskala (C) mit dem Verdünnungsfaktor 1:100.

WARNHINWEIS

Diese Information soll nicht als Leitfaden zur Herstellung von Homöopathika dienen. Anders als die pflanzlichen Heilmittel sollten Homöopathika nie selbst hergestellt und nur von speziellen Lieferanten bezogen werden.

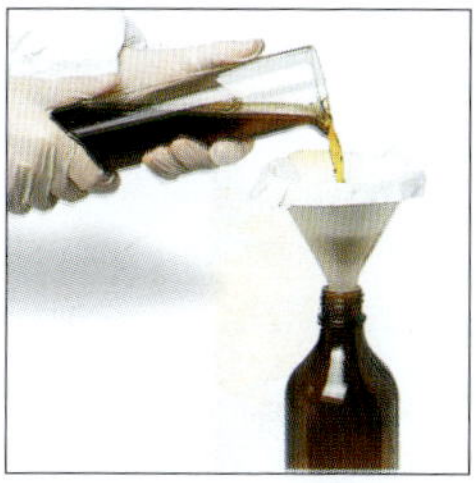

4 FLÜSSIGKEIT ABGIESSEN

Nach dem Quellen wird die Flüssigkeit gefiltert oder ausgepresst. Die Urtinktur sollte möglichst in einem dunklen Glasbehältnis aufbewahrt werden.

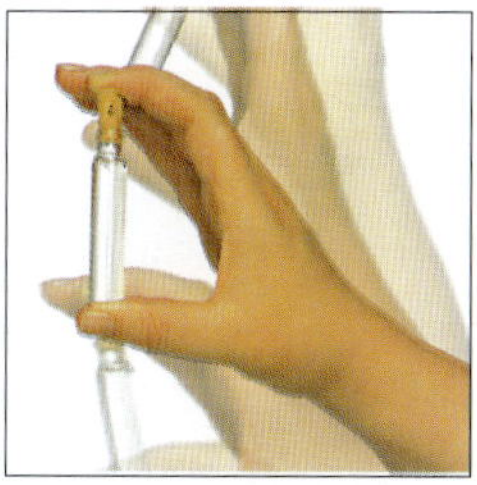

5 VERSCHÜTTELUNG

Die Flüssigkeit wird mit kräftigen Schüttelschlägen oder durch Klopfen auf eine harte Unterlage verschüttelt. Dadurch wird die Wirksamkeit des Mittels verstärkt.

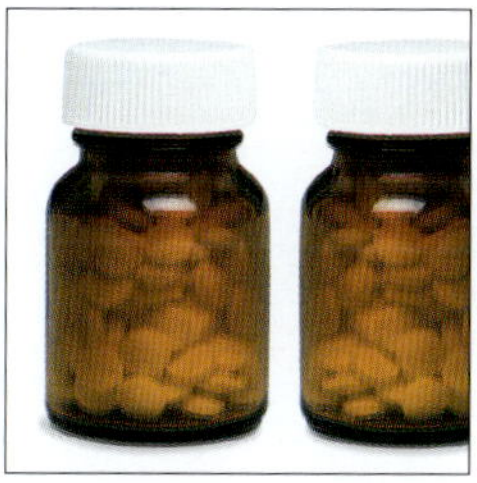

6 POTENZIERUNG

Hat die Tinktur die richtige Stärke und Potenz, wird sie auf Tabletten, Globuli bzw. Pulver aus Milchzucker getropft. Diese werden in dunklen Gläsern aufbewahrt.

DIE MITTELSTÄRKE

Die Arzneimittel werden nach genauen Herstellungsvorschriften zubereitet, richten sich in ihrer Stärke jedoch nach den Bedürfnissen der Patienten. Von der Fähigkeit des Therapeuten, seiner Erfahrung und seinem Urteilsvermögen hängt die Auswahl des richtigen Arzneimittels in der richtigen Stärke ab.

HAHNEMANNS REGELN

Hahnemann entwarf exakte Richtlinien, nach denen die Herstellungsschritte und Messmethoden genauestens und wissenschaftlich kontrolliert wurden. Mit der »Potenzierung« entwickelte er einen einzigartigen Prozess, durch den die verwendete Grundsubstanz in der Verdünnung erst ihre volle Wirksamkeit entfaltet.

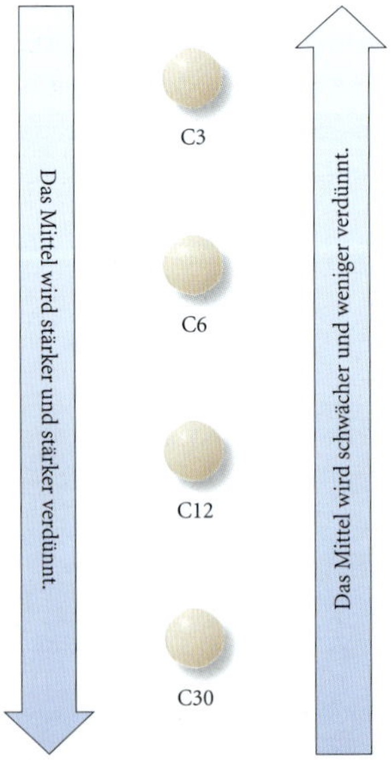

Je verdünnter ein Mittel, desto stärker seine Wirkung und desto höher seine Kennzahl bzw. »Potenz«. Ein weniger stark verdünntes Mittel wirkt nicht so stark.

VERDÜNNUNG

Da viele Mittel extrem giftige oder hochwirksame Inhaltsstoffe als Ausgangsbasis haben, müssen sie verdünnt werden, um das Risiko von Nebenwirkungen zu reduzieren. Durch die stufenweise Verdünnung bleibt letztlich chemisch betrachtet im Endprodukt kein einziges Molekül der Originalsubstanz zurück. Derart sind auch die homöopathischen Mittel aus hoch giftigen Ausgangsstoffen völlig sicher und unbedenklich in der Anwendung, und das auch bei Kindern.

KENNZEICHNUNG DER POTENZEN

Hahnemann machte eine überraschende Entdeckung: Je stärker ein Mittel verdünnt ist, desto weniger Dosen müssen verabreicht werden. Die stärker verdünnten Mittel sind somit also stärker und wirken länger und tief greifender als die weniger stark verdünnten.

Die Homöpathika tragen zusätzlich zu ihrem Namen eine Kennzeichnung wie D12 bzw. C6: Die Zahl gibt an, in wie vielen Schritten, der Buchstabe, mit welcher Potenzierungsskala das

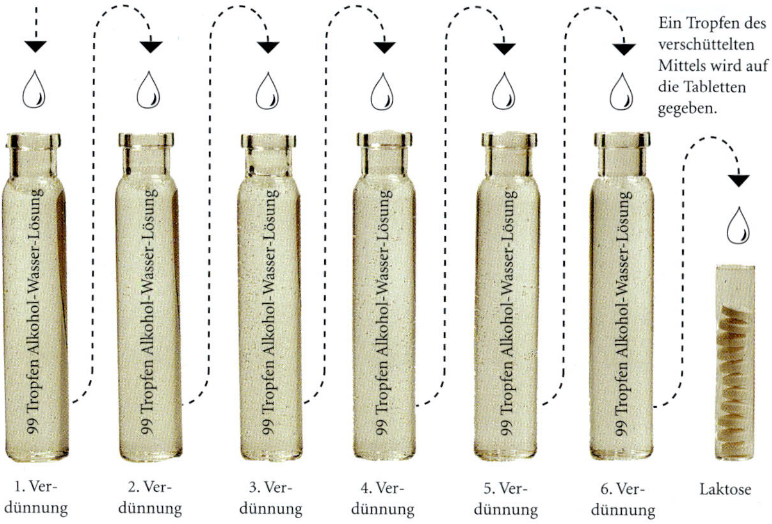

Die Urtinktur wird in der Regel mit einer Mischung aus Alkohol und Wasser verdünnt und dann verschüttelt. Dieser Vorgang wird bis zur gewünschten Potenz wiederholt.

Mittel verdünnt und verschüttelt wurde *(siehe oben)*. So wurde das Mittel *Allium cepa D12* beispielsweise zwölf Mal nach der Dezimalskala verdünnt und verschüttelt.

DIE POTENZIERSKALEN

Die homöopathischen Mittel werden im Allgemeinen nach der Dezimal- (D) oder Centesimalskala (C) *(siehe Seite 15)* zubereitet. Seltener werden die Millesimal- (M) und Quinquagintamillesimalskala (LM) benutzt, bei denen die Arznei in jedem Potenzierschritt im Verhältnis 1:1 000 bzw. 1:50 000 verdünnt wird. Die M-Potenz wird in erster Linie in den Fällen eingesetzt, in denen eine Hochpotenz einmalig gegeben werden muss, die LM-Potenz bei hartnäckigen, chronischen Fällen, die die Gabe einer »Megadosis« erfordern.

DAS POTENZIEREN

Die Urtinktur *(siehe Seite 15)* wird in der Regel nach einer der beiden gebräuchlichen Potenzierskalen mit einer Mischung (das Mischungsverhältnis variiert) aus reinem Alkohol und destilliertem Wasser verdünnt. Um eine C1-Potenz herzustellen, wird ein Tropfen Urtinktur mit 99 Tropfen einer Alkohol-Wasser-Mischung verdünnt und verschüttelt. Dieser Vorgang wird bis zur gewünschten Potenz immer wieder wiederholt. Die entstehende Lösung wird auf Milchzucker (Laktose) aufgetropft.

DIE WAHL DER POTENZ

Die Wahl der Potenz richtet sich nach verschiedenen Faktoren, so etwa nach der zu behandelnden Störung, der Konstitution des Patienten und den Begleitumständen. Nicht nur das Mittel selbst muss passen, auch die gewählte Potenz muss auf die individuellen Bedürfnisse des Patienten abgestimmt sein.

DIE PATIENTEN-BEURTEILUNG

Basis der homöopathischen Therapie ist eine umfassende Erfassung des Kranken und seiner Symptome (Anamnese). Welcher Art die Informationen sind, die der Therapeut hierzu über den Patienten zusammenträgt, zeigen die Tabellen.

KÖRPER

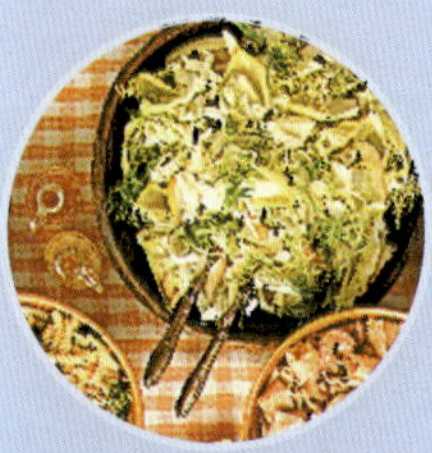

Die Ernährung hat großen Einfluss auf das körperliche Wohlergehen.

KÖRPERLICHES WOHLBEFINDEN

- Allgemeine Symptome und Beschwerden.
- Gewicht, Figur und körperliche Verfassung.
- Nahrungsmittelvorlieben, -abneigungen und -unverträglichkeiten, Mangelzustände, Nährstoffbedarf.
- Energiestatus.
- Schlaf: Menge, Qualität, Träume.
- Gesundheitsrisiken: Rauchen, Alkoholkonsum, Drogen, riskante Berufe und Hobbys.
- Freizeit: Entspannungsmethoden, Freizeitaktivitäten.
- Verhalten im Krankheits-/Verletzungsfall.

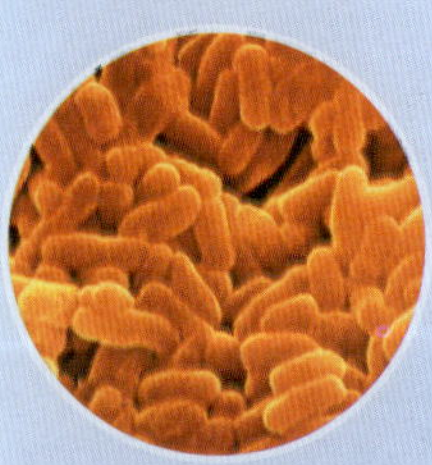

Der Homöopath muss Ihre gesamte Krankengeschichte kennen.

KRANKENGESCHICHTE

- Persönliche Krankengeschichte und Behandlungen.
- Krankheiten wie Herzerkrankung, Diabetes, psychische Störungen oder Krebs in der Familie.
- Angeborene Neigungen wie Allergien.
- Ernährung: Nahrungsmittelunverträglichkeiten, Neigung zu Übergewicht.
- Kenntnis der Symptome von Erbkrankheiten und von Präventivmaßnahmen.
- Check-ups: Selbstuntersuchung, regelmäßige ärztliche Kontroll- oder Vorsorgeuntersuchungen.

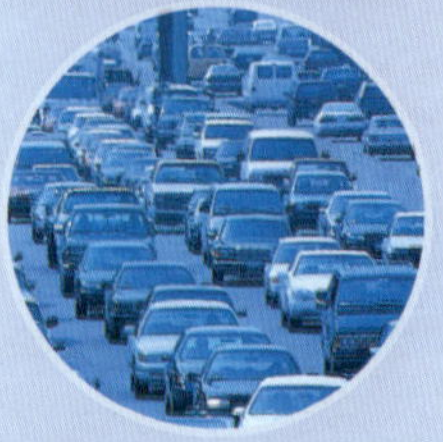

Die Kenntnis des Patientenumfeldes ist unerlässlich.

UMWELT

- Reaktionen auf Wetterumschwünge und -einflüsse.
- Aufenthalt an der frischen Luft? Wird als angenehm oder unangenehm empfunden?
- Sonnenbäder und Kenntnis der Gefahren.
- Folgen der Umweltverschmutzung: Luft, Wasser, Lärm.
- Arbeitsumfeld: Standort, Platzangebot.
- Heimisches Umfeld: Allergien auf Haushaltsprodukte, Toilettenartikel, Tiere, Zigarettenrauch.
- Alltagsablauf: Stress, lange Arbeitszeiten.

DER INDIVIDUELLE PATIENT

◆ **DER MENSCH ALS PRODUKT**
Der Homöopath betrachtet die einzelne Person als Produkt ihres körperlichen und psychischen Befindens, ihrer angeborenen und erworbenen Erfahrung.

◆ **DAS PATIENTENPROFIL**
Die Symptome des Patienten gelten als verlässliche Hinweise auf das passendste Mittel, um die Selbstheilungskräfte seiner »Lebenskraft« zu aktivieren. Auch Merkmale der Körperfunktionen und Funktionsstörungen werden festgehalten.

ANPASSUNGSLEISTUNG

Die einzigartige Anpassung des Einzelnen an seine Umgebung macht das Individuum zu dem, was es ist. Die Art, in der man sich an neue häusliche, familiäre oder Arbeitsbedingungen anpasst, die Reaktionen auf äußere Ereignisse, aktuelle und zurückliegende Erfahrungen und die allgemeine psychische Verfassung – all dies sind wichtige Attribute für die Patientenbeurteilung.

PSYCHE

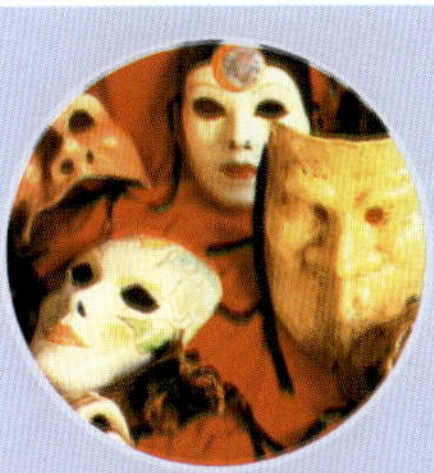

Jeder reagiert anders auf Ereignisse.

PERSÖNLICHKEIT
- Temperament: entspannt, nervös, passiv, anmaßend.
- Selbstbild und Selbstwert.
- Empfindungen: positiv, negativ, Ausdruck.
- Beziehungen: Libido, Konfliktlösungsvermögen, Feingefühl für andere, Wunsch nach Anerkennung.
- Ängste, Schuldgefühle, Gefühl der Unsicherheit, Maß der Kontrolle über das eigene Geschick.
- Stressbewältigungsvermögen.
- Persönliche Ausdrucksfähigkeit.
- Spiritualität, tiefe Überzeugungen, innerer Antrieb.

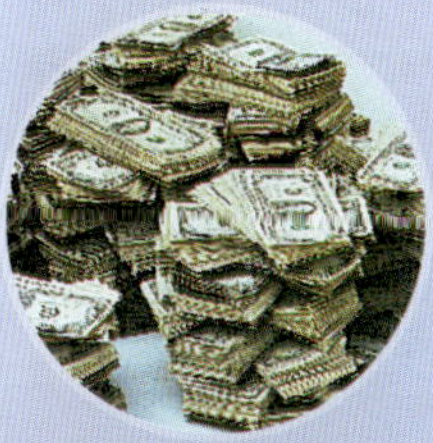

Frühe Lebensereignisse können sich später auswirken.

LEBENSEREIGNISSE
- Kindheitstraumata: Tod, Verluste, Missbrauch.
- Familienumstände: Geburten, Heirat, Scheidung, Tod, Prüfungen, Pflege von Angehörigen.
- Nähe zu Familie und Freunden.
- Fähigkeit, mit schweren Gesundheitsstörungen zurechtzukommen.
- Eigentum: Kauf, Umzug, wichtige Änderungen.
- Beruf: neuer Job, Arbeitslosigkeit, Versetzung, Familie und Beruf.
- Probleme finanzieller Art oder mit dem Gesetz.

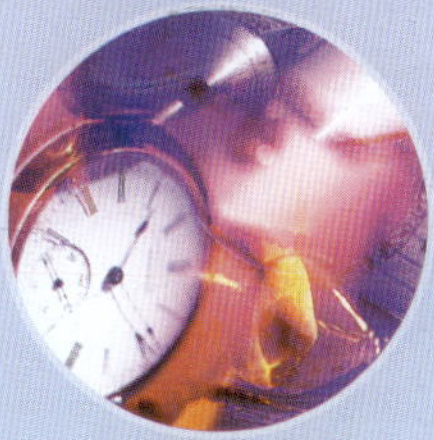

Diese Punkte formen das Arzneimittelbild entscheidend mit.

LEBENSPLANUNG
- Zeitmanagement, Fähigkeit, realistische Ziele zu setzen, zu planen, organisieren und zu delegieren.
- Fähigkeit, das Gleichgewicht zu wahren: zwischen Arbeit und Freizeit, Arbeit und Familie.
- Stressmanagement: Möglichkeiten zu entspannen, Kontrolle von Stresssituationen, Problemlösung.
- Arbeit: Arbeitsbedingungen, körperliche Belastung.
- Programme zur Strukturierung des Arbeitstages und des häuslichen Alltages.
- Finanzplanung und -organisation.

Die Selbst-beurteilung

Homöopathika sind in der Behandlung kleinerer Beschwerden und Verletzungen auch in Laienhand effektiv und sicher. Durch sorgfältige Beobachtung kann man das zu den Symptomen passende Mittel wählen.

SELBSTVERSCHREIBUNG

Bevor Sie mit der homöopathischen Behandlung beginnen, müssen Sie entscheiden, ob eine Selbstbehandlung wirklich angezeigt und unbedenklich ist. Manche Symptome können auf eine ernsthafte Störung hinweisen und erfordern die sofortige Behandlung durch einen Schulmediziner. Bei Babys, kleinen Kindern, Schwangeren, älteren Menschen und Personen mit chronischen Erkrankungen ist besondere Vorsicht geboten.

DIE SYMPTOME IDENTIFIZIEREN

Vor der Wahl des geeigneten Mittels steht die homöopathische Anamnese. Der Homöopath lässt den Patienten sein Grundtemperament, seine Stimmungen, Gefühle, Überzeugungen und Anschauungen beschreiben. Hierunter fallen auch vorübergehend mit den Symptomen auftretende psychische Faktoren, wie Reizbarkeit oder die Unfähigkeit, Trost anzunehmen. Ebenfalls von Bedeutung sind Angaben über emotionale Traumata – von tief sitzenden Kindheitserlebnissen bis hin zu Vorfällen aus der jüngsten Vergangenheit. Der Einfluss von Wetter, Jahres- oder Tageszeiten, persönlichen Vorlieben oder Abneigungen und speziellen Ängsten – all dies sind wichtige Informationen.

BEURTEILUNG DER LEBENSWEISE

In die Selbstbeurteilung sollten auch Lebensstilfaktoren einfließen. Wichtige Ernährungsfaktoren sind der Koffein-, Alkohol- und Nikotinkonsum, Nahrungsmittelvorlieben und -abneigungen sowie mögliche Quellen für Reizzustände oder Verdauungsstörungen. Auch die Stressbelastung ist von Bedeutung: die Höhe der beruflichen Belastung, die Menge an Zeit, die für Entspannung und private Interessen zur Verfügung steht, die Menge an Schlaf sowie die Menge und Art des betriebenen Sports.

ARZNEIMITTELBILD

Unter einem »Arzneimittelbild« versteht man die Summe aller Einzelsymptome, die sich durch externe Informationen sowie die körperlichen Beschwerden selbst ergeben.

Notieren Sie sich die Art und Weise der Symptome – die Beschwerden selbst und sonstige Beobachtungen (bei Beurteilung einer dritten Person sollten Sie auch alles notieren, was Sie selbst beobachten und was Ihnen erzählt wird). Manche Symptome können mit anderen Beschwerden oder einer bestimmten psychischen Verfassung assoziiert sein. Mit Hilfe dieses Symptomenbildes können Sie sich in den Tabellen und Mittelporträts dieses Buches auf die Suche nach dem passenden Mittel machen. Die Auswahl des richtigen Mittels kann allein auf Grundlage der Leitsymptome, der vermutlichen Ursache und des charakteristischen Krankheitsbeginns geschehen.

SICHERHEITSREGELN

Für die Selbstmedikation gelten einige Sicherheitsregeln:

- Bei ernsthaften Beschwerden oder solchen unbekannter Ursache oder wenn nach zwei bis drei Wochen (bei Kindern unter fünf Jahren 48 Stunden) keine Besserung eintritt, sollten Sie einen Schulmediziner konsultieren.
- Überschreiten Sie nicht ohne ärztliche Rücksprache die empfohlene Höchstdosierung eines Mittels.
- Setzen Sie von einem Schulmediziner verschriebene Medikamente nicht ohne ärztliche Einwilligung ab.
- Informieren Sie Ihren behandelnden Arzt darüber, dass Sie vorhaben, Homöopathika einzunehmen.

DIAGNOSECHECKLISTE

FRAGEN	MÖGLICHE ANTWORTEN
WAS SIND IHRE AUFFÄLLIGSTEN KÖRPERLICHEN SYMPTOME?	Schmerzen, Wundgefühl, Entzündung, Hautausschlag, Juckreiz, Blutung, Erbrechen, Durchfall, Husten, Fieber, Ohnmacht, Schwindel, Kopfschmerzen.
WERDEN DIE LEITSYMPTOME VON ANDEREN SYMPTOMEN BEGLEITET?	Schwitzen, Schüttelfrost, großer Durst, Verlangen nach oder Abneigung gegen bestimmte Nahrungsmittel, Appetitlosigkeit, Gliederschwäche, Drüsenschwellung.
WAS IST DAS BESONDERE IHRER SYMPTOME?	Ort ihres Auftretens im Körper, plötzliches oder allmähliches Auftreten, Dauerhaftigkeit oder Kommen und Gehen, Häufigkeit oder wiederholtes Auftreten.
HABEN SIE PSYCHISCHE SYMPTOME?	Ruhelosigkeit, Reizbarkeit, Ärger, Angst, Weinerlichkeit, Selbstmitleid, Hypersensibilität, Gleichgültigkeit, Wunsch nach Alleinsein, Wunsch nach Trost.
GIBT ES EINE OFFENSICHTLICHE URSACHE FÜR IHRE SYMPTOME?	Verletzung, Virusinfektion, bakterielle Infektion, extreme Temperaturen oder starker Wind, Stress, Angst, Trauer, Überarbeitung.
WANN BESSERN ODER VERSCHLIMMERN SICH IHRE SYMPTOME?	Wärme oder Kälte, Frischluft, Anwendung kalter oder heißer Kompressen, im Sitzen, Stehen oder Liegen, körperliche oder geistige Anstrengung, psychischer Stress.

DIE MITTEL-EINNAHME

Homöopathische Mittel gibt es in verschiedenen Darreichungsformen – die richtige Wahl hängt nicht nur von den persönlichen Vorlieben ab, sondern auch von den individuellen Voraussetzungen.

DARREICHUNGSFORMEN

Die wohl gebräuchlichste und beliebteste homöopathische Darreichungsform in Deutschland, vor allem auch bei Kindern, sind die Streukügelchen oder Globuli. Man lässt sie langsam unter der Zunge zergehen, der Wirkstoff gelangt direkt in die Blutbahn. Für diejenigen mit einer Milchzuckerunverträglichkeit gibt es auch Mittel auf Sukrosebasis.

Weitere typische Darreichungsformen sind Tabletten, Pillen oder Pulver. Aus der Urtinktur werden durch Verdünnen Tropfen (Dilutionen) hergestellt, oder die Tinktur wird Zäpfchen oder Salben zugesetzt. Schließlich gibt es noch die so genannten Schüßler-Salze oder »biochemischen Gewebesalze« – Mineralstoffe, die zur Behandlung gewöhnlicher Beschwerden allein oder in Kombination mit anderen homöopathischen Mitteln angewandt werden können.

INDIVIDUELLE BEDÜRFNISSE

Auf Grund des höchst individualistischen Ansatzes der homöopathischen Mittelwahl kommt es selten vor, dass zwei Personen selbst bei scheinbar identischen Symptomen dasselbe Mittel verschrieben wird. Aus demselben Grund kann es passieren, dass man sein Mittel in den für die entsprechenden Beschwerden aufgelisteten allgemeinen Arzneimittelprofilen gängiger homöopathischer Lehrbücher vergebens sucht.

Ein Mittel kann als Konstitutionsmittel zur Behandlung der den Beschwerden zu Grunde liegenden Ursache verschrieben werden, zum Beispiel für ein körperliches Ungleichgewicht, ein anderes dagegen symptomgerichtet für ein spezielles akutes Symptom. Und schließlich kann je nach weiterer Entwicklung

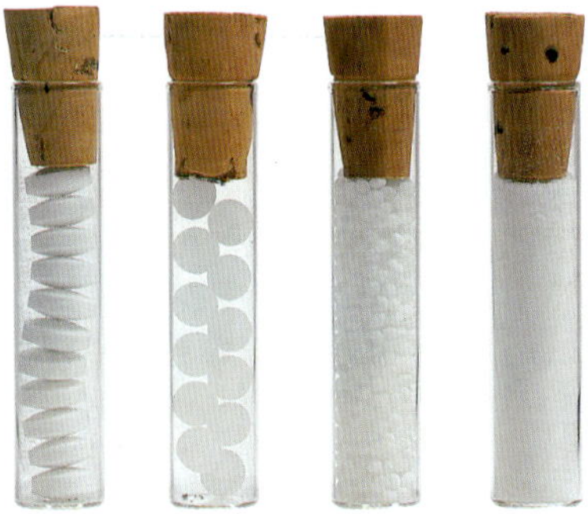

Verschiedene homöopathische Darreichungsformen, von links nach rechts: Tabletten, Pillen, Globuli und Pulver.

des Patienten bei der nächsten Konsultation ein Mittel durch ein neues ersetzt werden.

HEILUNGSFÖRDERND

Am besten nehmen Sie immer nur ein Homöopathikum ein, es sei denn, es wurde Ihnen eigens eine Kombination verschiedener Homöopathika verschrieben (*siehe oben*). Unter dem kombinierten Einsatz mehrerer Mittel könnte nämlich zum einen die Wirksamkeit eines Mittels leiden. Zum anderen lässt sich bei einer Einzelmittelgabe dessen Wirksamkeit besser beurteilen. Die Entscheidung, ob die Dosis wiederholt werden soll bzw. das Mittel überhaupt das richtige ist, hängt von der Beurteilung des Behandlungserfolges ab.

Der homöopathische Heilerfolg wird generell durch eine gute Ernährung, körperliche Betätigung, möglichst stressarme Rahmenbedingungen sowie eine emotional und intellektuell ausgeglichene Verfassung begünstigt.

EINNAHMEREGELN

Damit die Homöopathika ihre maximale Wirksamkeit entfalten können, sollten Sie einige Regeln beachten (*siehe Kasten*).

- Die letzte Mahlzeit sollte mindestens 30 Minuten zurück liegen, damit das Mittel allein in den Verdauungstrakt gelangt.
- Das Mittel sollte mindestens 30 Minuten vor einer Mahlzeit eingenommen werden, damit seine Resorption nicht beeinträchtigt wird.
- Verzichten Sie auf stark gewürzte Speisen und starke oder scharfe Getränke. Sie können die Arzneimittelwirkung beeinträchtigen.
- Haushaltsreiniger und andere Chemikalien können toxisch wirken.
- Der Verzicht auf bestimmte medizinische Substanzen ist wichtig, weil sie in Wechselwirkung mit dem Homöopathikum treten können. Fragen Sie im Zweifelsfall Ihren Arzt.
- Fassen Sie homöopathische Mittel nicht direkt an, da dies ihre Wirksamkeit beeinträchtigen kann. Sie können sie auf einen sauberen, trockenen Plastiklöffel oder ein Stück Papier geben. Werfen Sie versehentlich berührte oder zu viel ausgeschüttete Tabletten und Globuli weg.
- Bewahren Sie homöopathische Mittel sorgfältig verschlossen sowie geschützt vor Sonne, extremen Temperaturen und starken Gerüchen auf.

WIRKSAMKEITSMAXIMIERUNG

Befolgen Sie bei der Einnahme von Homöopathika folgende Regeln, um eine maximale Wirksamkeit zu gewährleisten.

- Das Mittel frühestens 30 Minuten nach der letzten Mahlzeit nehmen.
- Frühestens 30 Minuten nach der Einnahme wieder etwas essen.
- Möglichst auf stark gewürzte Nahrungsmittel und starke oder scharfe Getränke wie Alkohol verzichten.
- Vor und nach dem Zähneputzen mindestens 30 Minuten bis zur Einnahme verstreichen lassen.
- Auf starke chemische Substanzen wie Haushaltsreiniger verzichten.
- Auf medizinische Substanzen wie Einreibemittel und Produkte wie ätherische Öle verzichten.
- Homöopathika nicht direkt anfassen.
- Homöopathika sachgerecht lagern.

Was die Wirkung verstärkt

Homöopathische Mittel unterstützen die Selbstheilungskräfte des Körpers. Zu deren Stärkung und zur Förderung unserer Gesundheit gibt es zahlreiche Maßnahmen, die die Therapie unterstützen können.

EIN SOLCHER LEBENSSTIL UNTERSTÜTZT DIE MEDIKATION

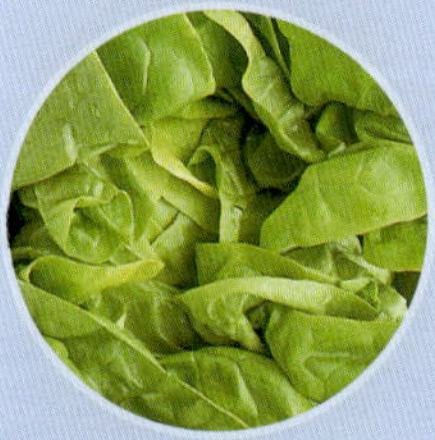

Regelmäßige Mahlzeiten sind wichtig für unsere Gesundheit.

GESUNDE ERNÄHRUNG

- Essen Sie pflanzliches statt tierischem Eiweiß.
- Mineralstoff- und vitaminreiche Nahrungsmittel essen, evtl. Nahrungsergänzungsmittel einnehmen.
- Reduzieren Sie Weißmehl, Kochsalz, Fertignahrung, Zucker, Hefe, Koffein und Alkohol.
- Trinken Sie viel Flüssigkeit.
- Nehmen Sie nötigenfalls ab.
- Berücksichtigen Sie Ihren Nährstoffbedarf.
- Ernähren Sie sich ballaststoffreich.
- Achten Sie auf gesunde Garmethoden.

Starke Haushaltschemikalien sind potenzielle Reizstoffe.

EIN GESUNDES UMFELD

- Achten Sie auf eine rauchfreie Umgebung.
- Halten Sie die Hausstaubbelastung gering.
- Wählen Sie umweltfreundliche Haushaltsprodukte.
- Verzichten Sie auf parfümierte Toiletten- und Kosmetikprodukte. Tragen Sie Naturfasern.
- Meiden Sie eine Umgebung mit starker Schadstoffbelastung oder Lärmbelästigung.
- Sorgen Sie für ein gesundes Raumklima.
- Sorgen Sie für ausreichend belüftete, zugfreie Räume.
- Sorgen Sie für eine entspannte Atmosphäre.

Das Zusammensein mit Familie und Freunden hilft, Stress abzubauen.

STRESSBEWÄLTIGUNG

- Sorgen Sie tagsüber für Ruhephasen und nachts für ausreichend Schlaf.
- Reservieren Sie jeden Tag Zeit für Entspannung und körperliche Betätigung. Nehmen Sie Urlaub.
- Setzen Sie Prioritäten, und organisieren Sie sich.
- Delegieren Sie, und lernen Sie, »nein« zu sagen.
- Sorgen Sie für ausreichend frische Luft.
- Lassen Sie sich genug Zeit für Freizeitaktivitäten.
- Gewöhnen Sie sich eine positive Einstellung an.
- Stellen Sie sich Problemen, statt sie zu verdrängen.

GESUNDHEITSFÖRDERND

◆ **SELBSTHEILUNG**
Führt das homöopathische Mittel auch nicht zwangsläufig eine sofortige Heilung herbei, so soll es doch die Selbstheilungskräfte des Körpers stärken, das Wohlbefinden, den Energiestatus und die Widerstandsfähigkeit steigern.

◆ **PSYCHISCHES WOHLBEFINDEN**
Will man körperliche Symptome heilen, darf man auch die Psyche nicht vernachlässigen. Eine positive Geisteshaltung beeinflusst die körperliche Gesundheit.

GANZHEITLICHE SICHT

Die Wirksamkeit der homöopathischen Mittel lässt sich durch eine gesunde Lebensweise unterstützen. Eine ausgewogene Ernährung und regelmäßige körperliche Betätigung sind von großem Nutzen. Doch auch andere Aspekte im Leben des Einzelnen fließen in die Mittelwahl ein, so etwa die Zukunftsaussichten und die äußeren Lebensbedingungen.

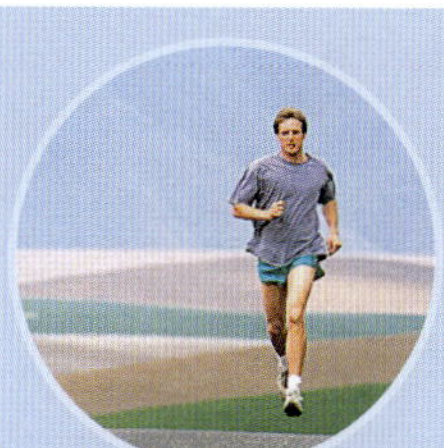

Vor dem Sport unbedingt aufwärmen, danach abkühlen.

FITNESS
- Erlernen Sie Atemtechniken, um den Nutzeffekt Ihrer körperlichen Betätigung zu erhöhen.
- Bauen Sie Übungen in Ihren Tagesablauf ein.
- Planen Sie ein wöchentliches Sportprogramm.
- Verbessern Sie Ihren Energiestatus, Ihre Geisteskraft und Stimmungslage.
- Fördern Sie mit Übungen bestimmte Bereiche, wie Muskelkoordination, Kraft und Ausdauer.
- Betrachten Sie Sport als Chance, etwas für sich zu tun oder mit Freunden zusammen zu sein.

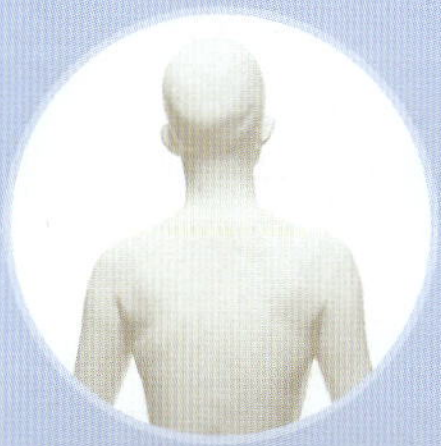

Durch Manipulation lassen sich Wirbel- und Gelenkerkrankungen lindern.

KÖRPERTHERAPIEN
- Atem- und Entspannungstechniken: zur Linderung von Schmerzen und stressabhängigen Symptomen.
- Druck- oder Massagetechniken: zur Steigerung des gesundheitlichen Wohlbefindens.
- Manipulation: bei Knochen- und Muskelerkrankungen und zur korrekten Ausrichtung des Körpers.
- Haltungskorrekturen: zum Abbau von Spannungen, für eine bessere Haltung und Beweglichkeit.
- Bewegungstherapien: zur Steigerung der Vitalität und Stärkung der Selbstheilungskräfte.

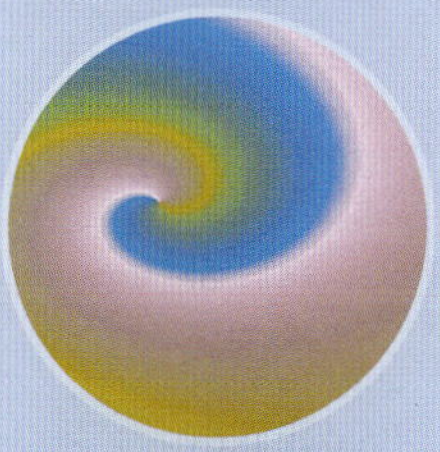

Hypnotherapie kann die Schmerzwahrnehmung herabsetzen.

»PSYCHO«-THERAPIEN
- Atem- und Entspannungstechniken: zur Stressbewältigung und Behandlung psychischer Störungen.
- Meditation: Konzentration auf Gefühle des inneren Friedens und der Erfüllung.
- Psychotherapie und Beratung: ein speziell geschulter Zuhörer hilft bei psychischen Störungen.
- Hypnotherapie: körperliche und geistige Störungen über einen tranceähnlichen Zustand beeinflussen.
- Kreative Therapien: mit Geräuschen, Musik oder Kunst psychische Störungen behandeln.

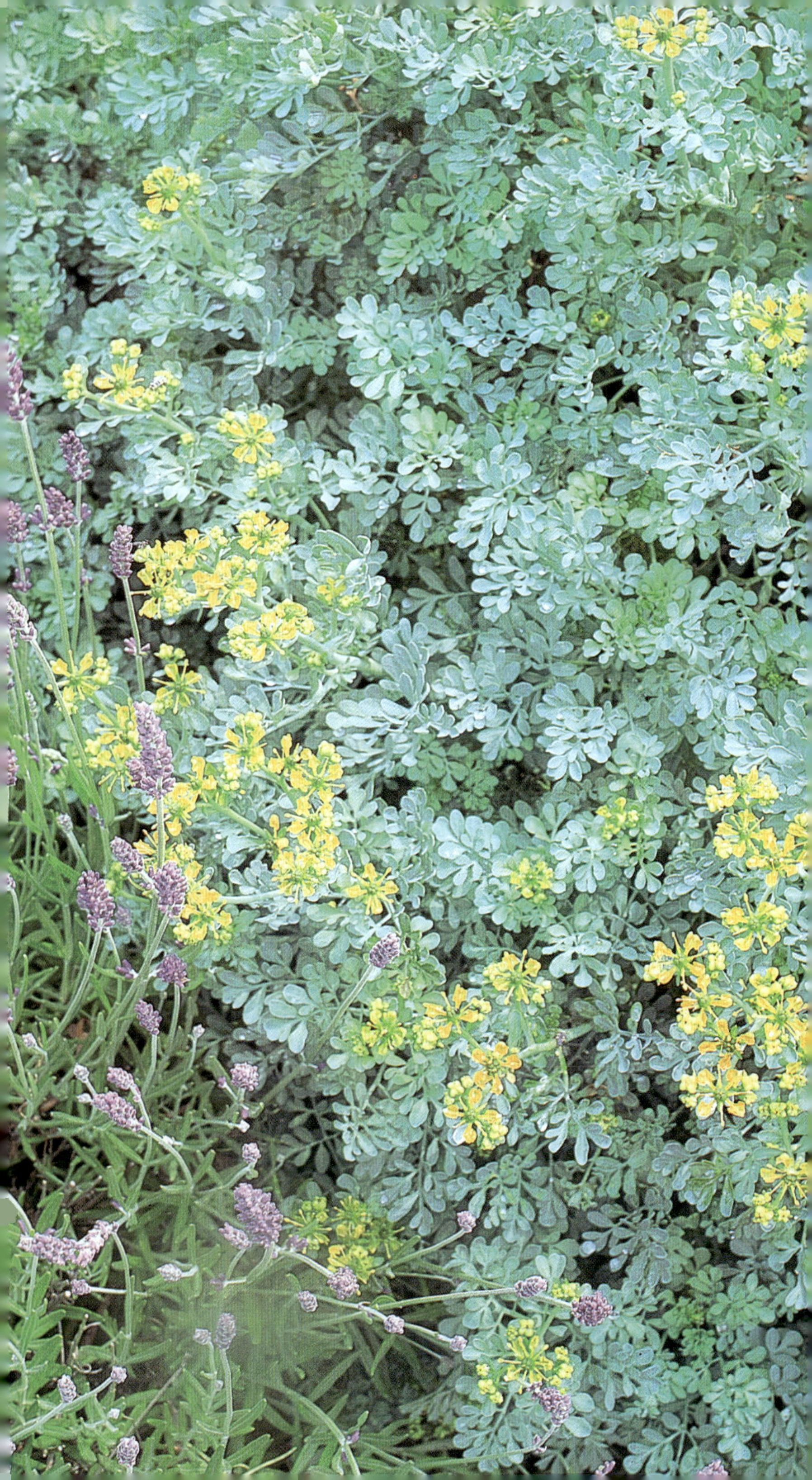

Die Wahl der Mittel

Ein illustrierter Leitfaden für 72 der wichtigsten homöopathischen Mittel mit Informationen zu deren Heilwirkung und Anwendungsgebieten. Ebenfalls enthalten sind Angaben zur Herstellung der Ausgangssubstanz.

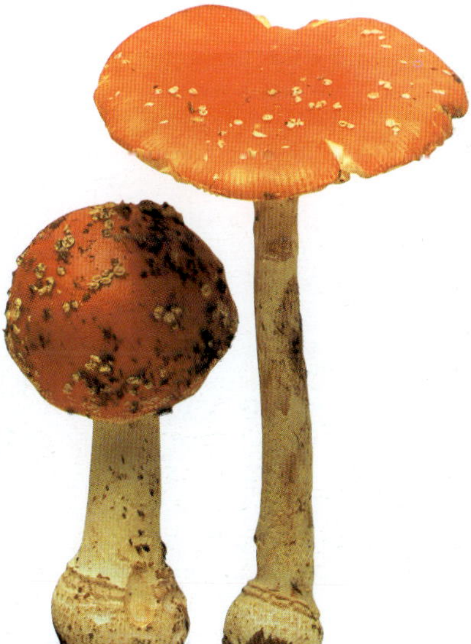

ARSEN. ALB.

Hauptmittel bei Asthma und Atemnot

Beruhigt Verdauungsstörungen ◆ Heilt Hautbeschwerden

ARSENOPYRIT bildet prismaförmige Kristalle.

Die Kristalle haben einen metallischen Glanz und entwickeln, wenn sie angeschlagen oder erhitzt werden, einen Knoblauchgeruch.

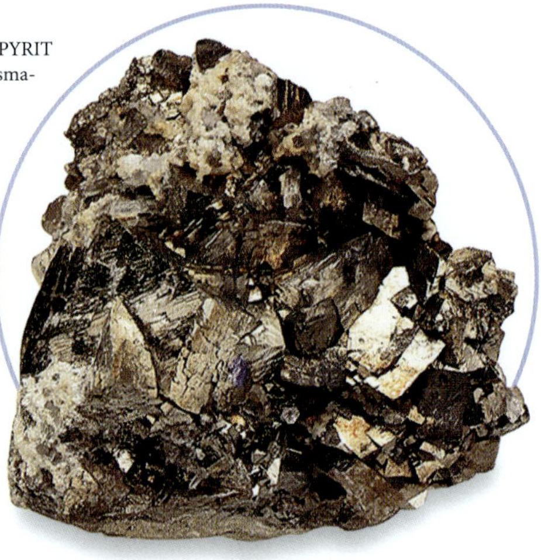

Dieses Mineral ist das wichtigste Arsenerz.

Arsenopyrit kommt in Schweden, Deutschland, Norwegen, England und Kanada vor.

HAUPTWIRKUNG

- ERLEICHTERT DIE ATMUNG
- HILFT BEI DURCHFALL UND ERBRECHEN
- LINDERT KOPFSCHMERZEN
- HEILT HAUTBESCHWERDEN

ZUBEREITUNG

- URTINKTUR wird aus Arsen(III)-oxid bereitet, das natürlich in Erzlagern vorkommt. Dieses wird mit Milchzucker verrieben, bis es in Wasser löslich ist. Die Lösung wird dann verdünnt und verschüttelt.

INDIKATIONEN

● ATEMWEGSERKRANKUNGEN

Arsen. alb. wird hauptsächlich zur Behandlung von Schleimhauterkrankungen der Atemwege und des Verdauungstraktes eingesetzt.

● MAGEN-DARM-ERKRANKUNGEN

Es wird bei starken Verdauungsstörungen mit Durchfall und Erbrechen verschrieben, wie sie bei Magen-Darm- (Gastroenteritis) und Dickdarmentzündung (Kolitis) vorkommen. Sie werden häufig durch Stress und Angstzustände verschlimmert und können mit Fieber einhergehen.

● CANDIDOSE

Arsen. alb. wird zur Behandlung von Candidabefall (Pilzinfektion), vor allem der Scheide, eingesetzt. Charakteristisches Krankheitszeichen ist ein brennender, übel riechender Ausfluss und Entzündung der äußeren Genitalien.

● KOPFSCHMERZEN

Arsen. alb. lindert Kopfschmerzen und damit einhergehende Symptome wie Schwindel, Übelkeit und Erbrechen.

● WARNHINWEIS

Früher diente Arsen in der Schulmedizin zur Behandlung von Ekzemen, es gilt heute jedoch als zu toxisch.

NITRICUM AC.

Beruhigt Hautbeschwerden ◆ Lindert Nasenkatarrh

Heilt Warzen, Hämorrhoiden und Analfissuren

Ein gut verschlossenes Glasbehältnis verhindert, dass giftige Dämpfe austreten.

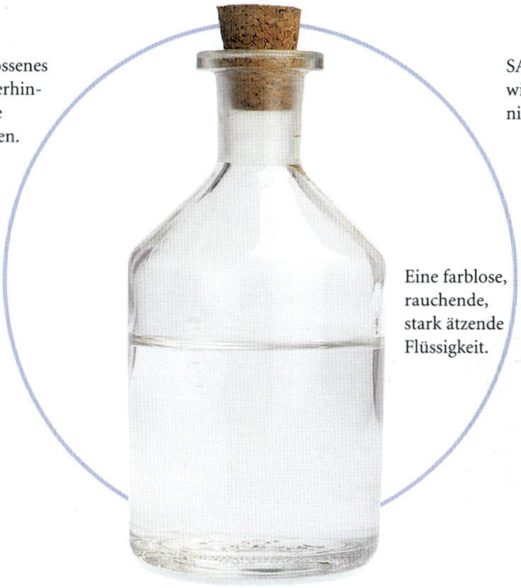

SALPETERSÄURE wird aus Ammoniak hergestellt.

Eine farblose, rauchende, stark ätzende Flüssigkeit.

HAUPTWIRKUNG

- LINDERT NASENKATARRH
- HEILT GESCHWÜRE IM MUND
- BESSERT HÄMORRHOIDEN UND ANALFISSUREN
- HILFT, WARZEN ZU HEILEN

ZUBEREITUNG

- Für die URTINKTUR wird ein Teil Salpetersäure in neun Teilen Alkohol gelöst. Diese Mischung wird dann verdünnt und verschüttelt.

INDIKATIONEN

● KREBS
Nit. ac. wird unterstützend zur Behandlung von Brust-, Magen-, Gebärmutter- und Drüsenkrebs im fortgeschrittenen Stadium eingesetzt.

● HAUTBESCHWERDEN
Schmerzhafte Hautaffektionen, vor allem an den Übergängen von Schleimhaut zu Haut an Mund, Nase und After, lassen sich mit *Nit. ac.* behandeln. Es hilft außerdem bei Warzen, Analfissuren, Hämorrhoiden und Mundgeschwüren.

● NASENKATARRH
Der Nasenkatarrh ist durch Schmerzen in den Nasenlöchern und möglicherweise auch Nasenbluten charakterisiert. Verschlimmerung durch Kälte, Feuchtigkeit und den Verzehr fetter Nahrungsmittel und Milch.

● CANDIDOSE
Candidosen betreffen Männer wie Frauen. *Nit. ac.* wird zur Behandlung des Pilzes sowie von Bläschen- und Geschwürbildung an den Genitalien eingesetzt.

● WARNHINWEIS
Salpetersäure wird aus Ammoniak gewonnen, dessen giftige Dämpfe stark reizen. Die Säure in einem gut verschließbaren Glasbehältnis aufbewahren!

PHOSPHORICUM AC.

Beruhigt bei Prüfungsangst ◆ Unterstützt die Schulmedizin bei Diabetes ◆ Lindert Kopfschmerzen

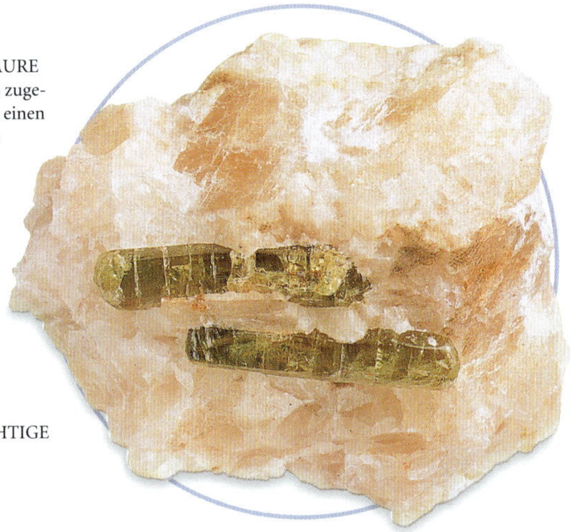

PHOSPHORSÄURE wird Softdrinks zugesetzt, um ihnen einen fruchtig-sauren Geschmack zu verleihen.

Zur Herstellung der Urtinktur wird Phosphorsäure in Alkohol gelöst.

DURCHSICHTIGE KRISTALLE

HAUPTWIRKUNG

- BESSERT SCHLAFLOSIGKEIT
- LINDERT LEICHTEN DURCHFALL
- MILDERT WACHSTUMSSCHMERZEN
- HILFT BEI ERSCHÖPFUNGSZUSTÄNDEN

ZUBEREITUNG

- URTINKTUR Phosphorsäure wird im Verhältnis 1:9 mit Alkohol gemischt. Die Lösung wird dann verdünnt und verschüttelt.

INDIKATIONEN

● KUMMER
Phos. ac. wird zur Behandlung von Kummer mit starker Erschöpfung eingesetzt.

● DIABETES
Unterstützend zur schulmedizinischen Behandlung wird *Phos. ac.* empfohlen. Die Verschreibung hängt von den Symptomen ab. Grundsätzlich gilt *Phos. ac.* als effektiv, wenn psychischer Stress mit zum Krankheitsausbruch beigetragen hat.

● CFS
Phos. ac. wird bei Schwäche des Rückenmarks und der assoziierten Nerven eingesetzt, häufigen Symptomen des Chronischen Müdigkeitssyndroms (CFS). Die Störung wird zuweilen auch unter der Bezeichnung ME für myalgische Enzephalomyelitis oder »Yuppie-Grippe« geführt.

● LEICHTER DURCHFALL
Phos. ac. gehört in die Reiseapotheke, da damit sehr wirksam leichte Fälle von Durchfall behandelt werden können.

● WARNHINWEIS
Homöopathika können bei Schmerz und Kummer sehr hilfreich sein. Eine länger andauernde Depression bedarf jedoch unbedingt medizinischer Behandlung, Psychotherapie und Beratung.

ACONITUM

Bei kindlicher Schlaflosigkeit ◆ Beruhigt Halsentzündung und Reizhusten ◆ Hilft bei psychischen Störungen

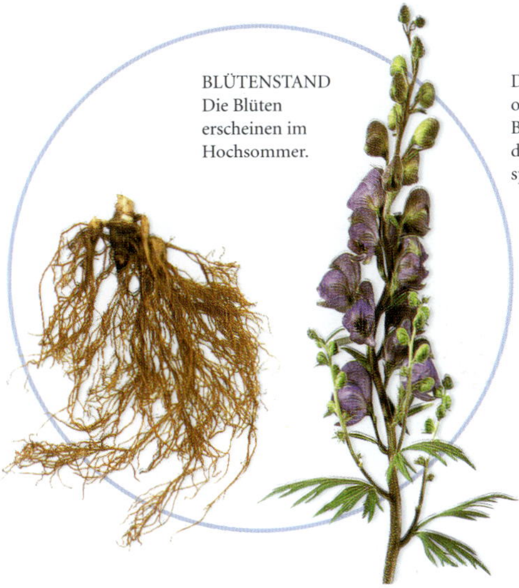

HAUPTWIRKUNG

- WIRKT LINDERND
- PSYCHISCH BERUHIGEND
- ERLEICHTERT ATEMBESCHWERDEN
- BESSERT KOPFSCHMERZEN

ZUBEREITUNG

- URTINKTUR Verwendet werden die frischen, zu Beginn der Blütezeit gesammelten oberirdischen Teile und Wurzelknollen. Sie werden zerkleinert und in Alkohol mazeriert.

INDIKATIONEN

● FIEBER
Lindert plötzlich ansteigendes Fieber, besonders in Verbindung mit entzündetem Hals oder trockenem Reizhusten.

● BRONCHITIS
Hilft bei Bronchitis, die sich plötzlich nach Aufenthalt in kalter, trockener Luft entwickelt.

● ENTBINDUNG
Mildert Todesfurcht, die während der Wehen empfunden werden kann. Hilft bei Harnverhalten bei Mutter und Kind.

● SCHLAFLOSIGKEIT
Falsche Schlafmuster bei Babys und Kindern können durch viele Faktoren verursacht sein. *Aconitum* beruhigt Kinder, die von Schlaflosigkeit oder Albträumen gequält werden.

● PHOBIEN & ÄNGSTE
Aconitum wird zur Behandlung verschiedener Angstzustände eingesetzt, vor allem aber bei Patienten mit Todesfurcht.

● KOPFSCHMERZEN
Plötzlich auftretende, pulsierende Kopfschmerzen reagieren gut auf *Aconitum*.

● WARNHINWEIS
Auf Grund seiner toxischen Natur sollte *Aconitum* innerlich nicht in hohen Dosen gegeben werden.

AGARICUS

Bei Herzklopfen ◆ Zur Unterstützung der schulmedizinischen Behandlung bei Multipler Sklerose ◆ Lindert Ängste

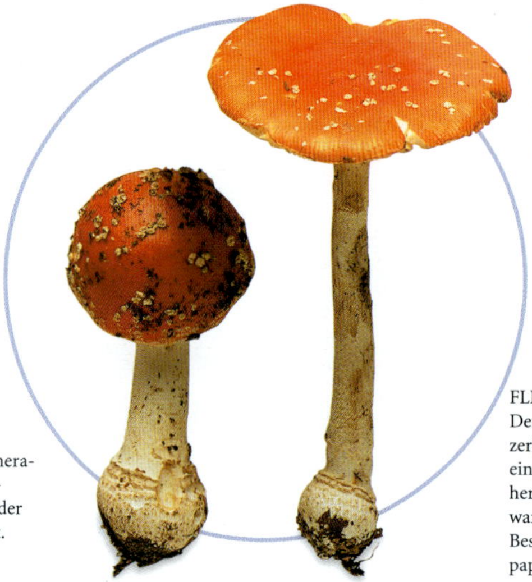

HUT
Der weiß getüpfelte, leuchtend rote Hut verblasst beim Trocknen und wird orange.

Hoch giftiger und halluzinogen wirkender Pilz.

STIEL
Vor der phytotherapeutischen Verwendung wird der Stiel getrocknet.

FLIEGENPILZ
Der Pilz wurde früher zerkleinert und in Milch eingelegt, um Fliegengift herzustellen. Außerdem war er der toxische Bestandteil von Fliegenpapier.

HAUPTWIRKUNG

- LINDERT MORBUS PARKINSON
- UNTERSTÜTZT DIE BEHANDLUNG BEI HERZKLOPFEN
- BERUHIGT
- LINDERT FROSTBEULEN

ZUBEREITUNG

- URTINKTUR Der Pilz wird im Sommer gesammelt, püriert und in Alkohol gelegt, dann gefiltert, verdünnt und verschüttelt.

ÜBRIGENS

- Volksmedizinisch werden Frostbeulen, Infektionen und Arthritis mit Breiumschlägen aus Fliegenpilz behandelt.

INDIKATIONEN

● MUSKELKRÄMPFE
Sie können auf Morbus Parkinson (u. a. allgemeine Muskelschwäche und Gliederzittern) oder Multiple Sklerose (schwache, zittrige Bewegungen in Verbindung mit schießenden Schmerzen) hinweisen. *Agaricus* kann zur Unterstützung der schulmedizinischen Behandlung dienen.

● HERZKLOPFEN
Herzklopfen kann verschiedene Ursachen haben. Bei den Folgen eines Stimulanzienmissbrauchs ist *Agaricus* angezeigt.

● FROSTBEULEN
Frostbeulen kommen v. a. an Händen und Füßen vor. Sie lassen sich wirksam mit *Agaricus* behandeln.

● LIDZUCKEN
Liegt keine andere Form von Körperzuckungen vor, ist Lidzucken meist ein Zeichen für Übermüdung oder Angst – hier ist *Agaricus* angezeigt.

● WARNHINWEIS
Der Fliegenpilz wurde jahrhundertelang in der Volks- und Schamanenmedizin verwendet. Er ist hoch giftig. In großen Mengen verzehrt, kann er tödlich wirken. Kleinere Dosen verursachen Erbrechen, Übelkeit, Atembeschwerden, Durchfall und Verwirrtheitszustände.

ALLIUM CEPA

Lindert Nervenschmerzen ◆ Bewährt bei Erkältungen und Grippe ◆ Hilft bei Allergien, einschließlich Heuschnupfen

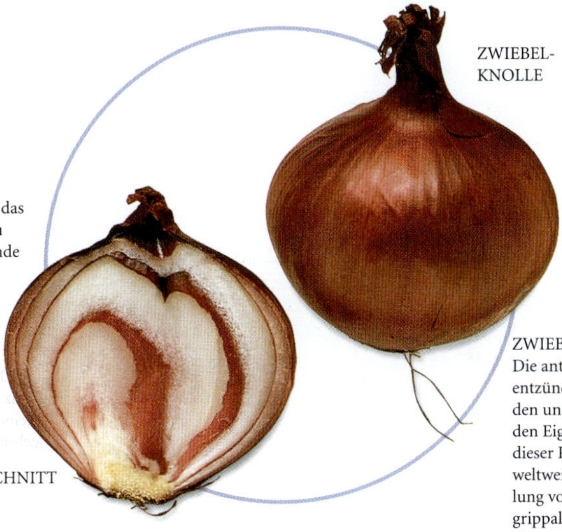

ZWIEBELKNOLLE

Papierdünne Schichten umschließen das ätherische, zu Tränen reizende Öl.

QUERSCHNITT

ZWIEBEL
Die antibakteriellen, entzündungshemmenden und Schleim lösenden Eigenschaften dieser Pflanze werden weltweit zur Behandlung von Erkältungen, grippalen Infekten und Husten genutzt.

HAUPTWIRKUNG

- LINDERT NEURALGIEN
- HEILT ERKÄLTUNGSKRANKHEITEN
- BEKÄMPFT INFEKTIONEN

ZUBEREITUNG

- URTINKTUR Die Zwiebel wird zerkleinert und mit einer Alkohol-Wasser-Lösung angesetzt. Die Mischung wird abgegossen, ausgepresst und die Tinktur verdünnt und verschüttelt.

TIPP

- Breiumschläge mit *Allium cepa* dienen in der Volksmedizin zur Behandlung von Frostbeulen, Infektionen und Arthritis.

INDIKATIONEN

● NEURALGIEN
Mit *Allium cepa* werden brennende Nervenschmerzen behandelt, die von einer Körperseite zur anderen wechseln.

● ERKÄLTUNGEN & INFEKTE
Zwiebeln lassen Augen tränen und die Nase laufen. *Allium cepa* wird deshalb zur Behandlung von Störungen, die dieselbe Reaktion hervorrufen, eingesetzt, so bei Erkältungen und grippalen Infekten. Dank ihrer antibakteriellen und antiseptischen Wirkung hilft sie auch bei anderen Infektionen, wie Atemwegs- oder Halsentzündungen.

● HEUSCHNUPFEN
Akute Heuschnupfensymptome, vor allem mit starkem Tränenfluss und reizendem, brennendem Schnupfen, lassen sich mit *Allium cepa* behandeln. Unterstützend dazu müssen gegebenenfalls noch andere Homöopathika gegeben werden.

● NASENKATARRH
Allium cepa lindert die Symptome eines wässrigen Katarrhs, der Nase und Oberlippe wund macht.

● POSTOPERATIV
Zur Schmerzlinderung beim so genannten Phantomschmerz nach einer Amputation kann *Allium cepa* eingesetzt werden.

ALOE

Bewährt bei Hämorrhoiden ◆ Hilft bei Durchfall und Verstopfung ◆ Lindert Leberbeschwerden

Das aus den Blättern dieser Pflanzen gewonnene Gel findet seit langer Zeit Anwendung als medizinische Hautlotion.

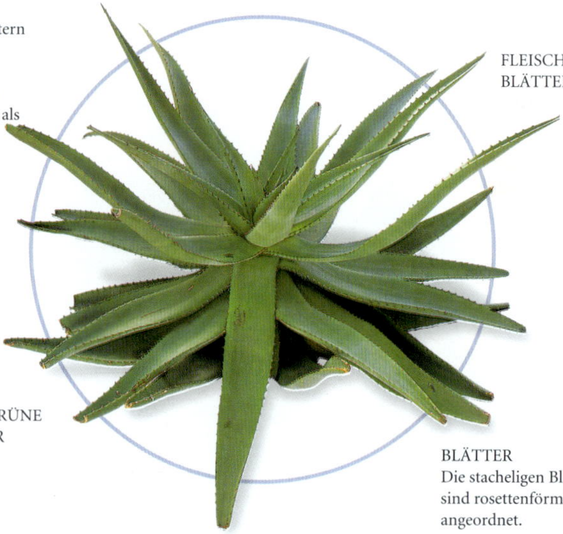

FLEISCHIGE BLÄTTER

GRAU-GRÜNE BLÄTTER

BLÄTTER
Die stacheligen Blätter sind rosettenförmig angeordnet.

HAUPTWIRKUNG

- LINDERT HÄMORRHOIDEN
- HILFT BEI DURCHFALL
- LEICHT ABFÜHREND

ZUBEREITUNG

- TINKTUR Verwendet wird der eingedickte Saft der Blätter einiger Arten der Gattung Aloe. Er wird pulverisiert und mindestens fünf Tage in Alkohol angesetzt.

ÜBRIGENS

- Das Gel dient in der Phytotherapie als Erste-Hilfe-Mittel bei Abschürfungen, Verbrühungen, Verbrennungen und Sonnenbrand.

INDIKATIONEN

● HÄMORRHOIDEN
Aloe hilft bei Hämorrhoiden, die wie kleine Weintrauben aus dem Anus hervortreten und sehr schmerzempfindlich sind. Begleiterscheinungen sind Brennen im Enddarm und After.

● DURCHFALL
Aloe ist ein ausgezeichnetes Mittel zur Behandlung von plötzlichem Stuhldrang, oft nach Biergenuss. Der Stuhlgang erfolgt oft unkontrolliert oder bei Windabgang, so dass ein Gefühl der Unsicherheit entsteht. Der klumpige, wässrige Stuhl ist meist durchsetzt mit Schleim.

● VERSTOPFUNG
Das Mittel lindert Verstopfung, die mit einem starken abwärts drängenden Gefühl im Unterbauch einhergeht. Verstopfung und Durchfall können sich abwechseln.

● HAUTERKRANKUNGEN
Aloe wirkt beruhigend und adstringierend bei Hauterkrankungen und hat auf Krampfadern eine günstige Wirkung.

● LEBERBESCHWERDEN
Aloe kann bei Druck oder Hitzegefühl in der Leberregion angewandt werden. Blähungen führen zu einem Spannungs- und Druckgefühl zwischen Scham- und Steißbein mit Stuhldrang.

ALUMINA

Dient zur Behandlung seniler Demenz und Alzheimer-Krankheit ◆ Hilft bei Müdigkeit ◆ Lindert Verstopfung

BAUXIT
Alumina wird aus diesem sehr harten und dichten Gestein gewonnen.

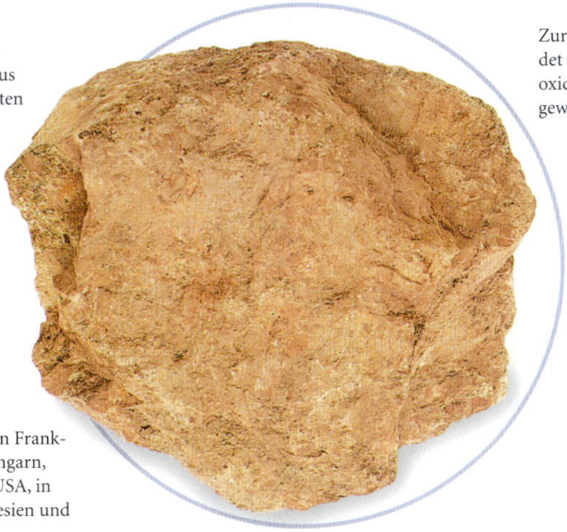

Zur Herstellung verwendet wird Aluminiumoxid, das aus Bauxit gewonnen wird.

Bauxit kommt in Frankreich, Italien, Ungarn, Ghana, in den USA, in Jamaika, Indonesien und Russland vor.

HAUPTWIRKUNG

- STIMULIERT EINEN TRÄGEN DARM
- HILFT BEI VERWIRRTHEIT UND GEDÄCHTNIS-AUSFÄLLEN
- WIRKT PSYCHISCH BERUHIGEND

ZUBEREITUNG

- URTINKTUR Aluminiumoxidkristalle werden mit Milchzucker verrieben, mazeriert, gefiltert, verdünnt und verschüttelt.

INDIKATIONEN

● DEMENZ
Alumina kann zur unterstützenden Behandlung geistiger Prozesse eingesetzt werden, die zu Trägheit des Geistes und Abwesenheit führen, wie sie oft mit seniler Demenz und Alzheimer-Krankheit einhergehen.

● VERDAUUNG
Alumina, das traditionell als Antazidum in Verdauungsmitteln eingesetzt wird, hilft bei Darmkatarrh und Lähmung im Magen-Darm-Bereich.

● VERSTOPFUNG
Alumina kann bei Verstopfung verschrieben werden, wenn selbst die Entleerung von weichem Stuhl große Anstrengung verlangt.

● NERVÖSE STÖRUNGEN
Mit *Alumina* werden nervöse Beschwerden behandelt, vor allem solche, die mit einem Gefühl der Muskellähmung und Müdigkeit einhergehen. Es kann auch schwierigen Babys gegeben werden.

● WARNHINWEIS
Die Absorption großer Mengen von Aluminiumoxid in den Körper soll auf geistige Prozesse hemmend wirken. Es gibt einige Hinweise, dass es die Entwicklung der Alzheimer-Krankheit fördert.

ANACARDIUM OCC.

Hilft bei Prüfungsangst ◆ Lindert gereizte Haut

Bewährt bei einigen Formen von Depression

ANACARDIUM OCCIDENTALE
Landläufig bekannt als Cashewnuss.

Der Saft der Cashewnuss kann Bläschen verursachen.

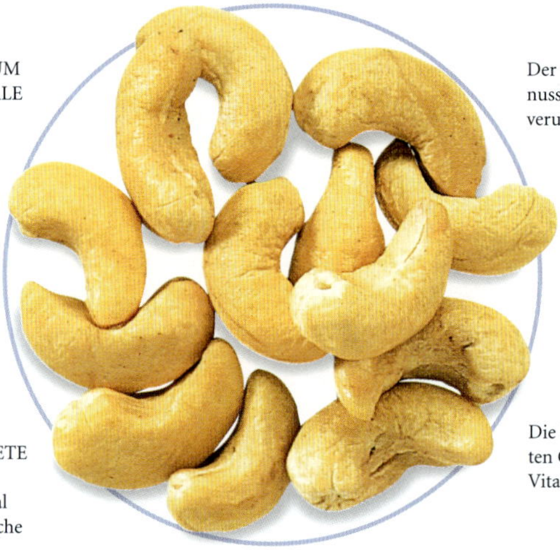

REIFE GETROCKNETE FRÜCHTE
Das Ausgangsmaterial für die homöopathische Zubereitung.

Die Nüsse enthalten Öl, Eiweiß und Vitamin B.

HAUPTWIRKUNG

- BAUT STRESS AB
- LINDERT ANGST
- WIRKT BERUHIGEND
- MILDERT DEPRESSIONEN

ZUBEREITUNG

- URTINKTUR Die getrockneten, reifen Cashewnüsse werden gemahlen und mazeriert, dann gefiltert, verdünnt und verschüttelt.

INDIKATIONEN

● PRÜFUNGSANGST
Anacardium occ. wird zur Behandlung extremer Prüfungsangst verschrieben. Es hilft gegen die Angst, alles vergessen zu haben. Das Mittel sollte regelmäßig vor der Prüfung gegeben werden. Auch bei Lampenfieber.

● DEPRESSION
Depressionen, die mit starken Phobien wie Platzangst einhergehen, lassen sich mit *Anacardium occ.* behandeln. Dieser Zustand kann sich, genau wie die Prüfungsangst *(siehe oben)*, in Form mangelnden Selbstvertrauens und einer Verschlimmerung von Hautekzemen manifestieren.

● HAUTERKRANKUNGEN
Anacardium occ. wird bei Hauterkrankungen eingesetzt, die mit Juckreiz, Brennen, Schwellung und Wundwerden oder mit Bläschenausschlag, der sich infizieren kann, einhergehen. Es findet auch bei der Behandlung von Lepra und Warzen Einsatz.

● WARNHINWEIS
Der Saft der Cashewnuss reizt die Haut und kann bei Hautkontakt Bläschen verursachen. Im 19. Jahrhundert diente er in Europa zum Ausbrennen von Warzen und Hühneraugen.

Apis

Lindert Schwellungen bei Nesselausschlag ◆ Hilft bei Arthrose ◆ Bessert Prostatabeschwerden

HONIGBIENE
Der Stich der weiblichen Biene kann bei Personen, die allergisch auf Bienengift reagieren, eine Verengung der Atemwege und sogar einen Kreislaufzusammenbruch verursachen.

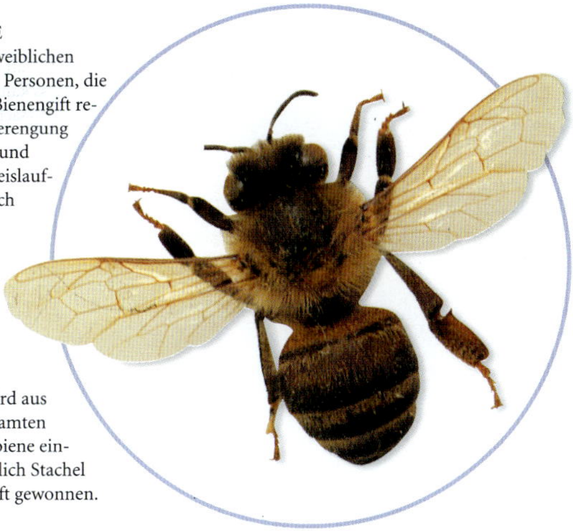

Eine Hauptindikation von *Apis* ist die Behandlung von Insektenstichen.

Apis wird aus der gesamten Honigbiene einschließlich Stachel und Gift gewonnen.

HAUPTWIRKUNG

- BRINGT LINDERUNG BEI ALLERGIEN
- HILFT BEI GEFÜHLEN VON EIFERSUCHT
- VERMINDERT ÄNGSTLICHE UNRUHE
- HEILT ZYSTITIS UND HARNWEGSINFEKTIONEN

ZUBEREITUNG

- URTINKTUR Verwendet wird die Europäische Honigbiene. Die Tiere werden mit Alkohol getötet. Die ganzen weiblichen Tiere mit Stachel werden zermahlen und in Alkohol gelöst; die Mischung wird verdünnt und verschüttelt.

INDIKATIONEN

● PROSTATABESCHWERDEN
Eine Entzündung der Prostata betrifft Männer meist im Alter zwischen 30 und 50 Jahren. Prostatakrebs tritt oft erst nach dem 60. Lebensjahr auf. *Apis* ist bei Prostatavergrößerung mit Harnverhalten angezeigt.

● ARTHROSE
Apis wird bei Entzündung der *Membrana synovialis* (Innenschicht der Gelenkkapsel) und Überproduktion an Gelenkschmiere verschrieben.

● NESSELAUSSCHLAG
Diese auch als Urticaria bekannte Hauterkrankung ist durch rote, erhabene und stark juckende Quaddeln gekennzeichnet. Sie kann durch Nahrungsmittelunverträglichkeit, Medikamente, Tierbisse oder -stiche oder Stress verursacht werden. *Apis* dämpft die Hautreaktion.

● ALLERGIEN
Apis ist bei allergisch bedingter Schwellung des Gesichts, der Augenlider, Lippen und des Mundes angezeigt.

● HARNWEGSINFEKTIONEN
Apis lindert Blasenentzündung und andere Infektionen des Harntraktes sowie Harnverhalten bei Neugeborenen.

ARGENTUM NIT.

Wird bei Angina pectoris verschrieben ◆ Lindert Reizkolon ◆ Hilft bei Multipler Sklerose

AKANTHIT

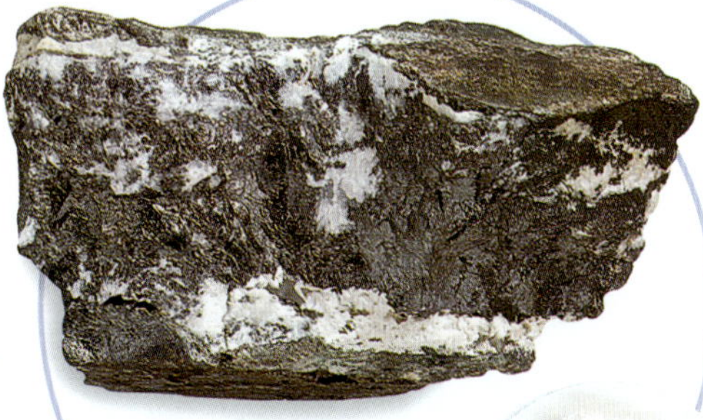

Akanthit kommt in Norwegen sowie in Nord- und Südamerika vor.

Akanthit ist das häufigste Silbererz.

Silbernitrat bildet in dem Mineral Akanthit lichtempfindliche Kristalle.

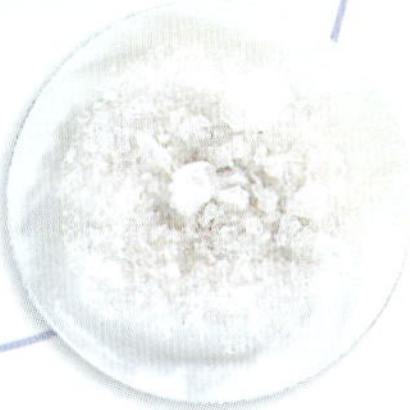

SILBERNITRAT-KRISTALLE

HAUPTWIRKUNG

- WIRKT BERUHIGEND
- ZUR DARMKONTROLLE
- ZUR BEHANDLUNG VON WARZEN
- HILFT BEI PHOBIEN

ZUBEREITUNG

- URTINKTUR wird aus puren Silbernitratkristallen gewonnen. Diese werden in Alkohol gelöst und dann wiederholt verdünnt und verschüttelt. Silbernitrat kommt im Akanthit vor, der meist in den Hydrothermaladern Norwegens, der USA und Südamerikas gefunden wird.

INDIKATIONEN

● PHOBIEN
Bei multiplen Phobien mit durch Erlebnisse bedingten Angstneurosen kann *Argentum nit.* helfen.

● REIZKOLON
Argentum nit. ist bei Reizungen der Darmschleimhaut und bei nervös bedingten Störungen der Darmkontrolle indiziert.

● MULTIPLE SKLEROSE
MS entsteht durch Schädigung der die Nervenfasern umhüllenden Markscheide. *Argentum nit.* hat eine direkte positive Wirkung auf die für die Kontrolle der willkürlichen Bewegungen zuständigen Nerven.

● ANGINA PECTORIS
Argentum nit. verbessert die Nervenleitung zu den Herzkranzgefäßen.

● WARZEN
Im 19. Jahrhundert wurde *Argentum nit.* zur Behandlung von Warzen eingesetzt: Es ist heute noch Bestandteil einiger Warzenmittel.

● STRESS
Argentum nit. wird auch bei Prüfungsangst verschrieben.

● WARNHINWEIS
In großen Mengen kann Silbernitrat hoch giftig wirken.

ARNICA

Hilft bei Muskelschmerzen, Prellungen und Verstauchungen ◆ Notfallmittel ◆ Stillt Blutungen

URTINKTUR
Sie wird aus den getrockneten unterirdischen Teilen der Pflanze zubereitet.

RHIZOM
Die Wurzeln werden im Spätherbst nach dem Einziehen der Pflanze gesammelt.

Die leuchtend gelben, gänseblümchenähnlichen Blüten werden voll erblüht zur phytotherapeutischen Anwendung gesammelt.

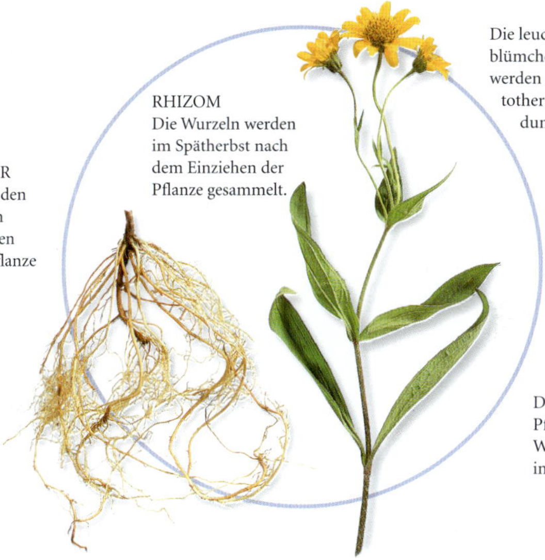

Die winterharte Pflanze wächst auf Weiden und Wiesen im Gebirge.

HAUPTWIRKUNG

- UNTERSTÜTZT DIE GEWEBEREGENERATION
- ENTZÜNDUNGSHEMMEND
- HILFT BEI GROSSEM KUMMER UND SCHOCK
- KRAMPF LÖSEND

ZUBEREITUNG

- URTINKTUR wird aus den unterirdischen Teilen der Arnika hergestellt. Die zerkleinerten Pflanzenteile werden in Alkohol gelegt, dann gefiltert, verdünnt und verschüttelt.

INDIKATIONEN

● SCHOCK
Arnica lindert Schwindel nach Sturz oder Verletzung. Es hilft auch bei Anzeichen eines psychischen Schocks.

● EREKTIONSSTÖRUNGEN
Arnica wird bei Erektionsstörungen auf Grund von Prellungen gegeben.

● ANGINA PECTORIS
Arnica wird zur Heilung des geschädigten Herzmuskels verschrieben.

● HAUTERKRANKUNGEN
Hautekzeme und gerissene, blasige Brustwarzen sprechen hervorragend auf *Arnica* an.

● ERSTE HILFE
Arnica hilft nach Unfall, operativem Eingriff, Trauerfall, Entbindung oder Zahnbehandlung.

● FIEBER
Stets wiederkehrende Fieberanfälle, wie sie bei Typhus oder Malaria auftreten, lassen sich mit *Arnica* behandeln.

● KRÄMPFE
Arnica wird bei Gelenk- und Muskelschmerzen verschrieben.

● WARNHINWEIS
***Arnica* wird auf Grund seiner potenziell toxischen Wirkung innerlich nur noch für Homöopathika verwandt.**

BELLADONNA

Bei Grippe und Fieber ◆ Lindert Menstruationsschmerzen

Hilft bei schmerzenden, geschwollenen Brüsten

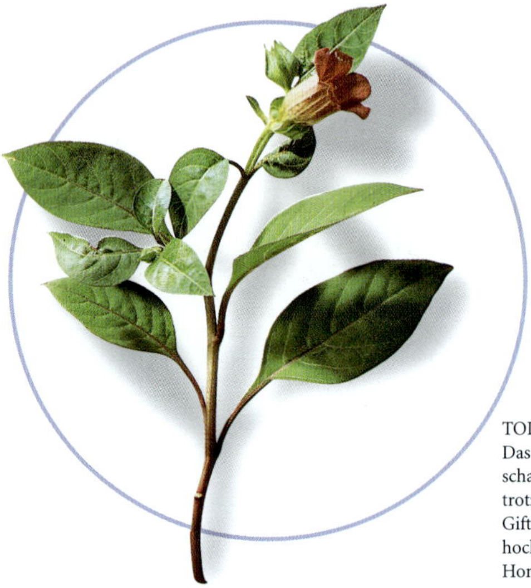

BLÄTTER
Die Blätter haben eine schwächere Wirkung als die Wurzel und finden deshalb bevorzugt in der Phytotherapie Anwendung.

BLÜTEN
Aus den glockenförmigen, braunvioletten Blüten entwickeln sich im Herbst die schwarz glänzenden Beeren.

TOLLKIRSCHE
Das tödliche Nachtschattengewächs ist trotz seiner Giftigkeit ein hochwirksames Homöopathikum.

HAUPTWIRKUNG

- HILFT ZAHNENDEN KINDERN
- LINDERT BRUSTDRÜSENENTZÜNDUNGEN
- HEILT SONNENSTICH
- BESSERT NIERENERKRANKUNGEN
- WIRD BEI ROSAZEA VERSCHRIEBEN

ZUBEREITUNG

- URTINKTUR wird aus der ganzen, am Ende der Blütezeit gesammelten, frischen Pflanze bereitet. Die zerkleinerten Pflanzenteile werden püriert, ausgedrückt und in Alkohol mazeriert. Dann wird die Mischung gefiltert, verdünnt und verschüttelt.

INDIKATIONEN

● ZAHNEN
Belladonna lindert, wenn das Zahnen mit plötzlich auftretenden Schmerzen und gerötetem Gesicht einhergeht.

● ROSAZEA
Sie ähnelt der milden Akne beim Jugendlichen. Hauptsymptom ist eine starke Gesichtsrötung. *Belladonna* wird im Frühstadium verschrieben, wenn das Gesicht rot, trocken und brennend heiß ist.

● FRAUENLEIDEN
Das Mittel hilft bei Brustdrüsenentzündung (Mastitis) und Menstruationsschmerzen.

● FIEBER
Belladonna ist ein wichtiges Mittel bei akuten Erkrankungen mit plötzlichem Ausbruch. Es hilft bei Fieberkrämpfen und Sonnenstich.

● GRIPPE
Grippe mit hohem Fieber (erweiterte Pupillen, Gesichtsrötung, klopfenden Schmerzen) wird mit *Belladonna* behandelt.

● NIEREN-ERKRANKUNGEN
Belladonna wird bei Entzündungen der Blase und Nieren eingesetzt.

● WARNHINWEIS
Bei Verzehr in großen Mengen wirkt *Belladonna* giftig.

AURUM MET.

Bei Drüsenkrebs ◆ Bei bestimmten Formen männlicher Unfruchtbarkeit ◆ Lindert Kreislauferkrankungen

GOLDKLUMPEN
Für die homöopathische Zubereitung wird pures Gold zu feinem Pulver gemahlen.

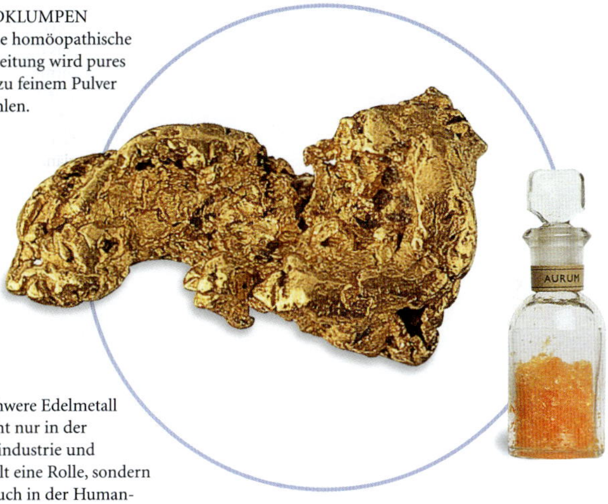

GOLD
Dieses schwere Edelmetall spielt nicht nur in der Schmuckindustrie und Finanzwelt eine Rolle, sondern kommt auch in der Human- und Zahnmedizin zum Einsatz.

BLATTGOLD

HAUPTWIRKUNG

- HILFT BEI PHOBIEN
- BEWÄHRT BEI MÄNNLICHEN FERTILITÄTSSTÖRUNGEN
- HEILT KOPFSCHMERZEN
- WIRD BEI DEPRESSIONEN UND GROSSEM KUMMER VERSCHRIEBEN

ZUBEREITUNG

- URTINKTUR wird aus Gold hergestellt, entweder aus einem gereinigten Goldklumpen oder extrahiert aus Golderz. Das Gold wird mit Milchzucker verrieben, gefiltert, verdünnt und verschüttelt.

INDIKATIONEN

● KREBS
Aurum met. unterstützt die Behandlung bei Drüsenkrebs.

● MÄNNLICHE UNFRUCHTBARKEIT
Es gibt verschiedene Gründe für Unfruchtbarkeit beim Mann, z. B. Hodenfehlbildungen oder Probleme mit dem Samenleiter (*Ductus deferens*). *Aurum met.* wird bei Hodenatrophie im Kindesalter und schmerzenden Hodenschwellungen eingesetzt.

● PHOBIEN
Bei Phobien hängt die Auswahl des richtigen homöopathischen Mittels unter anderem von den körperlichen Begleitsymptomen ab. Ein mögliches Mittel ist *Aurum met.*

● ARTHRITIS
Aurum met. kann unterstützend zur Behandlung der chronischen Polyarthritis eingesetzt werden.

● HERZ/KREISLAUF
Aurum met. wird bei Herz-Kreislauf-Störungen wie Herzjagen und Angina pectoris verschrieben.

● WARNHINWEIS
Bei starkem, länger anhaltendem Herzklopfen oder Herzklopfen mit Brustschmerzen ist der Arzt zu konsultieren.

BARYTA CARB.

Nach Schlaganfall ◆ Bei seniler Demenz ◆ Bewährt bei Prostatabeschwerden und Impotenz

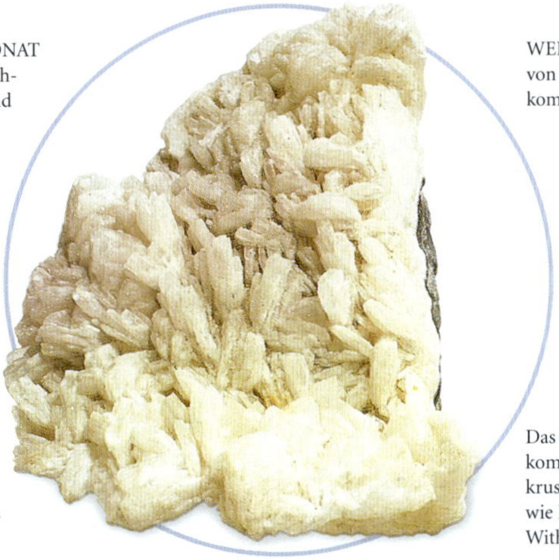

BARIUMCARBONAT
Die weißen geruchlosen Kristalle sind giftig.

WEISSE KRISTALLE
von Baryt und Witherit kommen zusammen vor.

Für die homöopathische Zubereitung werden die Kristalle zu Pulver zermahlen.

Das Element Barium kommt in der Erdkruste in Mineralien wie Baryt und Witherit vor.

HAUPTWIRKUNG

- BEWÄHRT BEI IMPOTENZ
- BEI ÄNGSTEN UND PHOBIEN
- WIRD BEI STETS WIEDERKEHRENDEN ERKÄLTUNGEN VERSCHRIEBEN
- HILFT BEI DOWN-SYNDROM
- BEI VERWIRRTHEIT

ZUBEREITUNG

- PULVER wird aus Bariumcarbonat hergestellt – die Bariumcarbonatkristalle werden aus Bariumchlorid mit einer schwachen Ammoniaklösung ausgefällt. Die Kristalle werden mit Milchzucker verrieben.

INDIKATIONEN

● PROSTATA-BESCHWERDEN

Baryta carb. wird bei häufigem Harndrang, wenn der Harn nur langsam fließt und bei Impotenz verschrieben.

● ENTWICKLUNGS-STÖRUNGEN

Das Mittel wird bei seniler Demenz und Altersverwirrtheit gegeben. Außerdem wird es bei Kindern mit verlangsamter körperlicher oder geistiger Entwicklung oder bei Down-Syndrom eingesetzt.

● SCHLAGANFALL

Ein Schlaganfall entsteht, wenn die Blutzufuhr zu einem Teil des Gehirns unterbrochen oder unzureichend ist. Je nach Patiententyp und Symptomen kommen verschiedene Homöopathika in Frage. *Baryta carb.* hilft hochbetagten und körperlich und geistig schwachen Patienten.

● ERKÄLTUNGEN & HUSTEN

Baryta carb. ist bei stets wiederkehrenden Erkältungen und Husten, Hals- und Mandelentzündungen angezeigt.

● WARNHINWEIS

***Bariumcarbonat* ist hoch giftig und wird zur Rattenvernichtung eingesetzt. Bei Verzehr verursacht es Übelkeit und Erbrechen.**

Bryonia

Hilft bei Brustschmerzen ◆ Lindert Verstopfung ◆ Wird bei Husten und Bronchitis eingesetzt

ZAUNRÜBE
Die Zaunrübe ist in Europa weit verbreitet und wächst in erster Linie an Hecken und Gebüschen.

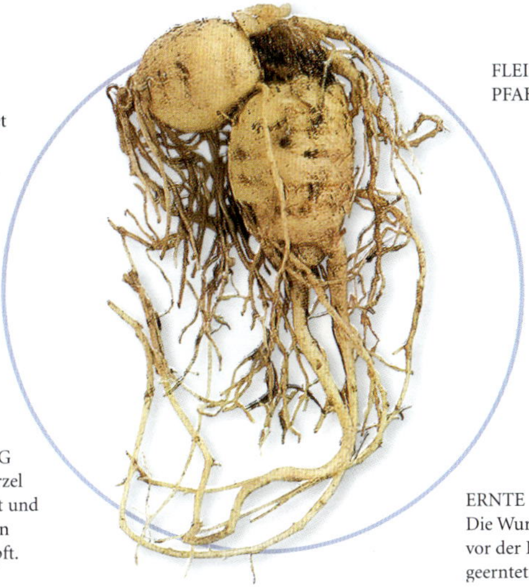

FLEISCHIGE PFAHLWURZEL

ZUBEREITUNG
Die frische Wurzel wird zerkleinert und zu einer breiigen Masse zerstampft.

ERNTE
Die Wurzel wird vor der Blütezeit geerntet.

HAUPTWIRKUNG

- LINDERT SCHMERZENDE BRÜSTE
- HILFT BEI BRUST-BESCHWERDEN
- SCHMERZ LINDERND
- ENTZÜNDUNGS-HEMMEND

ZUBEREITUNG

- URTINKTUR wird aus der frischen, vor der Blütezeit geernteten Wurzel der Zaunrübe hergestellt. Die Wurzel wird zerkleinert, püriert und zehn Tage in Alkohol mazeriert. Dann wird sie verdünnt und verschüttelt.

INDIKATIONEN

● SCHMERZLINDERUNG
Das körperliche Leitsymptom für *Bryonia* sind Schmerzen bei der leichtesten Bewegung. Hierzu gehören starke Kopfschmerzen und rheumatische Schmerzen.

● VERSTOPFUNG
Bryonia wird bei Verstopfung mit trockenen, harten Stühlen gegeben, und wenn der Patient zudem unter trockenen Schleimhäuten leidet.

● ATEMWEGS-ERKRANKUNGEN
Bryonia hilft bei einer Reihe von Brustbeschwerden einschließlich Husten mit Brustschmerzen oder Fieber sowie Bronchitis. Es wird außerdem bei Brustfell- und Lungenentzündung, bei Atemnot und zur Schleimlösung verschrieben.

● BRUSTBESCHWERDEN
Bei harten, entzündeten Brüsten, die bei jeder Bewegung schmerzen (wie vor der Periode), ist *Bryonia* ebenfalls angezeigt.

● WARNHINWEIS
Äußerlich angewandt, kann die frische Wurzel von *Bryonia* starke Hautreizungen verursachen. In großen Mengen verzehrt, kann *Bryonia* innerhalb von Stunden zum Tod führen.

Calc. carb.

Hilft beim Chronischen Müdigkeitssyndrom (CFS)

Wird bei Uterusmyomen verschrieben ◆ Bessert Asthma

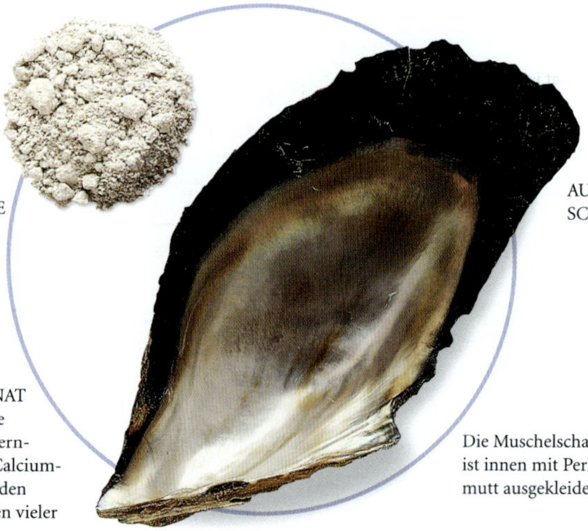

CALCIUMCARBONAT Das homöopathische Mittel wird aus Austernschalen hergestellt. Calciumcarbonat ist auch in den verkalkten Überresten vieler Krustentiere enthalten.

Die Muschelschale ist innen mit Perlmutt ausgekleidet.

HAUPTWIRKUNG

- ANGEZEIGT BEI EKZEMEN
- DÄMPFT HERZKLOPFEN
- NIMMT ÄNGSTE
- FÖRDERT DIE VERDAUUNG
- HILFT BEI ZAHN-BESCHWERDEN
- LINDERT KOPF-SCHMERZEN

ZUBEREITUNG

- PULVER wird aus der Perlmuttschicht der Austernschale gewonnen. Das Perlmutt wird herausgelöst, gereinigt und getrocknet und dann mit Milchzucker verrieben.

INDIKATIONEN

● ANGSTZUSTÄNDE
Calc. carb. wird bei Angstzuständen und Phobien verschrieben, vor allem bei solchen, die zu Zwangsverhalten eskalieren können.

● HAUTEKZEME
Um zu klären, ob *Calc. carb.* das richtige Mittel ist, wird zuvor eine komplette homöopathische Anamnese, einschließlich der familiären Krankengeschichte, erhoben und werden mögliche Auslösefaktoren abgefragt.

● BRUSTBESCHWERDEN
Asthma und andere Beschwerden, die durch ein Engegefühl im Brustkorb entstehen, werden mit *Calc. carb.* behandelt.

● HERZKLOPFEN
Herzklopfen sollte grundsätzlich vom Arzt untersucht werden. *Calc. carb.* wird von Homöopathen empfohlen.

● CHRONISCHES MÜDIGKEITSSYNDROM (CFS)
Calc. carb. hilft bei Müdigkeit, speziell der Oberschenkelmuskeln, vom Gehen.

● MYOME
Myome sind gutartige Tumoren. Mit *Calc. carb.* werden gestielte Uterusmyome, die aus der Gebärmutterwand wachsen, behandelt.

CALC. PHOS.

Hilft bei schmerzenden Brüsten ◆ Kräftigt die Knochen

Wird bei Polyarthritis verschrieben

Das Mineralsalz Calciumphosphat ist Hauptbestandteil unserer Knochen und Zähne.

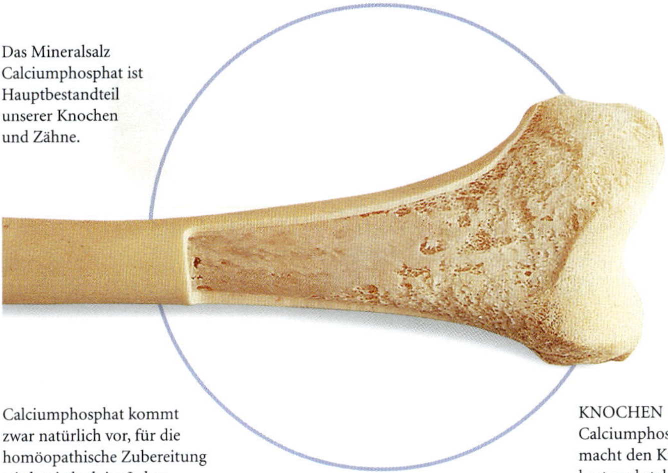

Calciumphosphat kommt zwar natürlich vor, für die homöopathische Zubereitung wird es jedoch im Labor hergestellt.

KNOCHEN Calciumphosphat macht den Knochen hart und stabil.

HAUPTWIRKUNG

- WIRD BEI ROSAZEA VERORDNET
- HILFT BEI PHOBIEN
- LINDERT ZAHNUNGS-BESCHWERDEN
- WIRKT VERDAUUNGS-FÖRDERND

ZUBEREITUNG

- MINERALSALZ wird aus Calcium-hydrogenphosphat gewonnen. Es wird pulverisiert und mit Milchzucker verrieben.

INDIKATIONEN

● KNOCHEN
Mit *Calc. phos.* werden schlecht heilende Brüche, Gelenkerkrankungen und verlangsamtes Wachstum bei Kindern behandelt.

● VERDAUUNGS-STÖRUNGEN
Calc. phos. wirkt bei Appetitstörungen auf Grund von Krämpfen, Schmerzen, Übelkeit oder Durchfall verdauungsfördernd.

● POLYARTHRITIS
Calc. phos. wird zur Behandlung der chronischen Polyarthritis und bei weichen, dünnen oder brüchigen Knochen gegeben.

● ROSAZEA
Calc. phos. wird bei Rosazea gegeben, die vornehmlich im Bereich der Nase lokalisiert ist.

● PHOBIEN
Sind Phobien bei Kindern im schulischen Umfeld angesiedelt, wird oft *Calc. phos.* verschrieben.

● BRUSTBESCHWERDEN
Hilft bei schmerzhaften Knötchen und Schwellungen der Brüste.

● ZÄHNE
Zahnungsbeschwerden und kranke Zähne werden mit *Calc. phos.* behandelt.

● MÜDIGKEIT
Bei Müdigkeit und Blutarmut hilft *Calc. phos.*

CANTHARIS

Hauptmittel bei Verdauungsstörungen ◆ Bei Nierenerkrankungen und Blasenentzündung

METALLISCH GRÜN GLÄNZENDER KÄFER

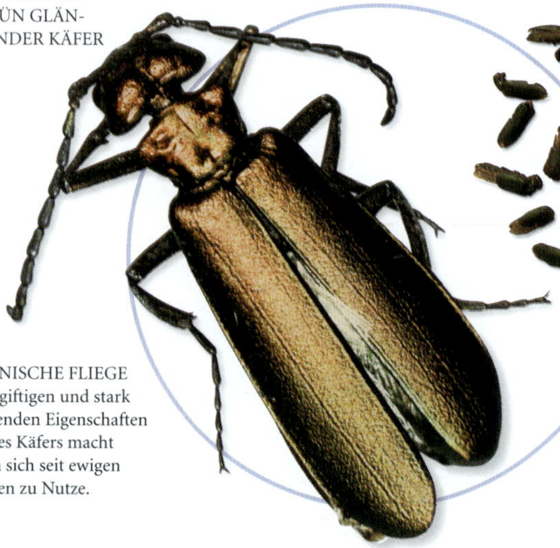

SPANISCHE FLIEGE
Die giftigen und stark reizenden Eigenschaften dieses Käfers macht man sich seit ewigen Zeiten zu Nutze.

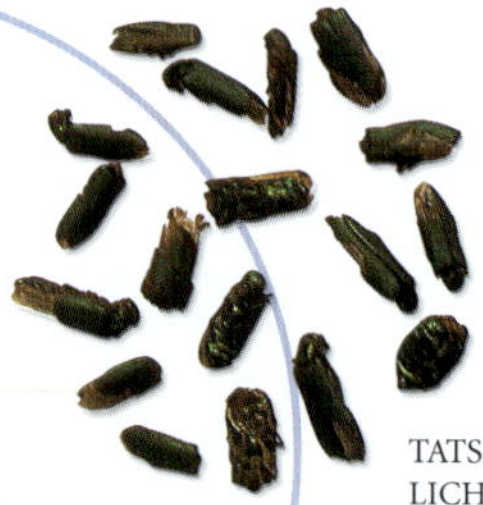

TATSÄCHLICHE GRÖSSE

Diese Käfer sind das Ausgangsmaterial von Cantharis, das bei Störungen mit brennenden, stechenden Schmerzen eingesetzt wird.

HAUPTWIRKUNG

- LINDERT SCHMERZEN
- ENTZÜNDUNGSHEMMEND
- KONTROLLIERT EXZESSIVE LIBIDO
- HILFT BEI HARNWEGSSTÖRUNGEN
- VERDAUUNGSFÖRDERND

ZUBEREITUNG

- URTINKTUR wird gemacht aus den ganzen, getöteten, nicht über 40 °C getrockneten Spanischen Fliegen. Sie enthalten mindestens 0,15 und höchstens 0,5 Prozent Cantharidin. Die Käfer werden fünf Tage in Alkohol mazeriert.

INDIKATIONEN

● NIEREN
Cantharis hilft bei Schmerzhaftigkeit der Nieren, Nierenkoliken und Nierenentzündung.

● COLITIS ULCEROSA
Die chronische Darmentzündung geht mit Geschwürbildung der Schleimhaut von Dick- und Mastdarm einher. *Cantharis* hemmt die Entzündung der Darmschleimhaut und die Schleimsekretion.

● ÜBERSTEIGERTE LIBIDO
Cantharis wird bei unkontrollierbarem, übersteigertem sexuellem Verlangen gegeben.

● BLASENENTZÜNDUNG
Bei Blasenentzündungen hilft *Cantharis* in regelmäßigen Dosen. Das Mittel wirkt auch bei Harnwegsinfektionen.

● REIZKOLON
Entzündungen des Magen-Darm-Traktes, vor allem des unteren Darmabschnitts, werden mit *Cantharis* behandelt.

● WARNHINWEIS
Der Käfer sondert bei Berührung *Cantharidin* ab. Dieses Nervengift verursacht bei Berührung auf der Haut Bläschen. In großen Mengen genossen, wirkt es hoch giftig und greift die Harnorgane an.

CARBO VEG.

Lindert Symptome des Chronischen Müdigkeitssyndroms (CFS) ◆ Bessert Verdauungsstörungen ◆ Hilft bei Blähsucht

Das Mittel wird aus der Holzkohle von Birken- und Rotbuchenholz gewonnen.

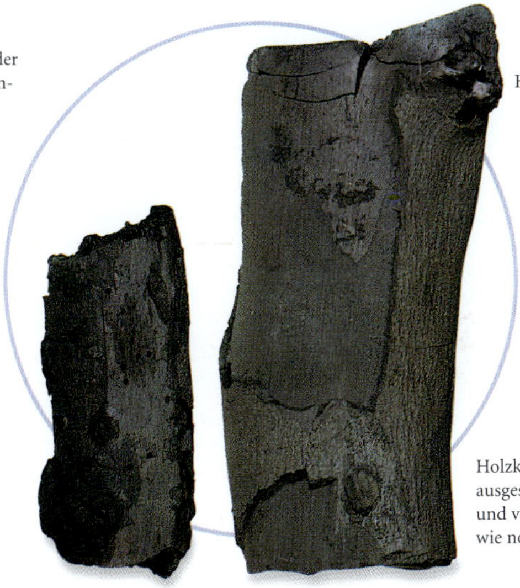

HOLZKOHLE

HOLZKOHLE
Bei nur geringer Sauerstoffzufuhr verkohlt das Holz langsam und verbrennt nicht.

Holzkohle ist ausgesprochen hart und verrottet nicht wie normales Holz.

HAUPTWIRKUNG

- LINDERT BLÄHUNGEN
- HILFT BEI MÜDIGKEIT
- WIRKT REINIGEND
- DURCHBLUTUNGS-FÖRDERND
- HILFT BEI ATEM-BESCHWERDEN

ZUBEREITUNG

- URTINKTUR wird aus der gut ausgeglühten Birken- und Buchenholzkohle hergestellt. Das Holz wird in faustdicke Stücke geschnitten und entzündet. Wenn das Holz glüht, wird die Luftzufuhr unterbrochen, so dass es verkohlt. Die Holzkohle wird verrieben, verdünnt und verschüttelt.

INDIKATIONEN

● CHRONISCHES MÜDIGKEITSSYNDROM (CFS)
Carbo veg. lindert CFS, das mit brennenden Schmerzen am ganzen Körper sowie Verwirrtheit, Aufgedunsenheit, Blähungen und Schwächegefühl einhergeht.

● BLÄHSUCHT
Aufgedunsenheit und Blähungen können in Folge von Verstopfung oder Verdauungsstörungen entstehen. Bessert sich der Zustand durch Aufstoßen, hilft *Carbo veg.*

● VERDAUUNGSSTÖRUNGEN
Bei Verdauungsstörungen mit exzessiven Blähungen, vor allem wenn diese ernährungsunabhängig auftreten, sollte *Carbo veg.* regelmäßig genommen werden. Es wird auch Personen mit schwacher, träger Konstitution, vor allem Älteren, gegeben.

● SEPTISCHE ERKRANKUNGEN
Carbo veg. kommt sowohl in der Volks- als auch Schulmedizin zur Behandlung von Geschwürbildung und septischen Erkrankungen zum Einsatz.

● ATEMBESCHWERDEN
Man behandelt krampfartigen Husten, Keuchhusten, Asthma und Bronchitis bei älteren Menschen mit *Carbo veg.*

CAUSTICUM

Wird bei Nerven- und Muskelschwäche verordnet

Hilft gegen Bettnässen ◆ Heilt Warzen

Diese Verbindung findet lediglich in der Homöopathie medizinische Verwendung.

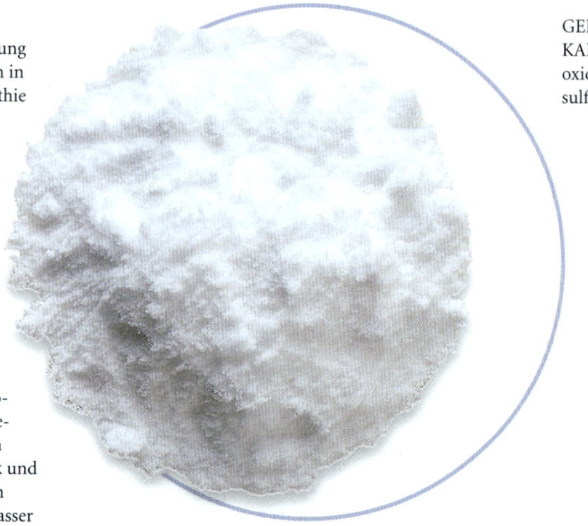

GELÖSCHTEM KALK (Calciumoxid) wird Kaliumsulfat zugesetzt.

Für die homöopathische Zubereitung werden gelöschter Kalk und Kaliumsulfat in gereinigtem Wasser gelöst.

HAUPTWIRKUNG

- WICHTIGES NOTFALLMITTEL
- HILFT BEI GESICHTSLÄHMUNG UND MULTIPLER SKLEROSE
- FÖRDERT DIE WUNDHEILUNG
- HEILT KEHLKOPFENTZÜNDUNG

ZUBEREITUNG

- URTINKTUR besteht aus einer Mischung aus Löschkalk und Kaliumhydrogensulfat, die mit reinem Wasser versetzt wird und dann verdünnt und verschüttelt wird.

INDIKATIONEN

● MULTIPLE SKLEROSE
Causticum hilft bei fortschreitender Schwächung des Nervensystems.

● MUSKELSCHWÄCHE
Causticum wird bei Muskelschwäche in Form von Muskelzucken und -steifheit mit Mobilitätsstörungen verschrieben. Sie kann bis zur Lähmung der Nerven und Muskeln, speziell von Blase, Kehlkopf, Stimmbändern, Oberlid und der rechten Gesichtshälfte, fortschreiten.

● HAUTERKRANKUNGEN
Narben, Bläschen sowie Furunkel, Ekzeme, Herpes und Akne sprechen gut auf *Causticum* an.

● WARZEN
Bei Warzen im Nagelbereich, im Gesicht oder auf den Augenlidern kann *Causticum* drei Wochen als Kur gegeben werden.

● ERSTE HILFE
Causticum ist ein Notfallmittel bei schweren Verbrennungen.

● KEHLKOPF-ENTZÜNDUNG
Causticum hilft bei Kehlkopfentzündung mit trockenem, rauem Hals und starkem Husten.

● BETTNÄSSEN
Causticum, vor dem Zubettgehen eingenommen, hilft gegen Bettnässen direkt nach dem Einschlafen.

IPECAC.

Bei morgendlicher Übelkeit ◆ Hemmt starke Menstruationsblutungen ◆ Lindert allgemeine Übelkeit

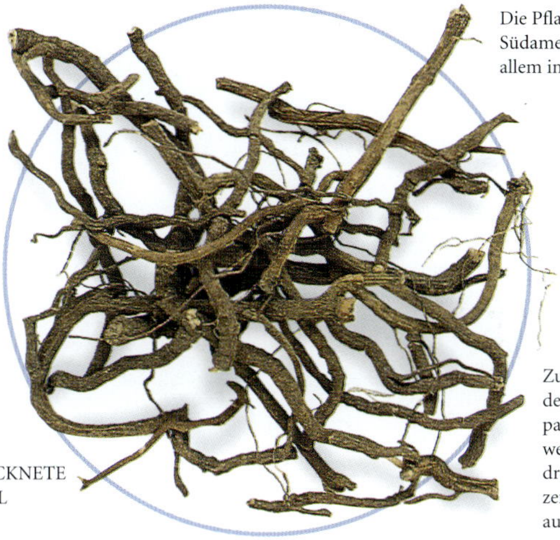

Die Pflanze wächst in Südamerika, vor allem in Brasilien.

BRECHWURZ
Dieses traditionelle brasilianische Heilmittel gegen Ruhr wurde 1672 nach Europa gebracht und wird auch heute noch in der Phytotherapie zur Behandlung der Amöbenruhr eingesetzt.

GETROCKNETE WURZEL

Zur Zubereitung des homöopathischen Mittels werden die Wurzeln dreijähriger Pflanzen zur Blütezeit ausgegraben und getrocknet.

HAUPTWIRKUNG

- LINDERT PFEIFENDE ATMUNG UND ASTHMA
- STOPPT NASENBLUTEN
- HILFT BEI HUSTEN
- STILLT STARKE BLUTUNGEN

ZUBEREITUNG

- URTINKTUR wird aus der getrockneten Wurzel der Brechnuss hergestellt. Die Wurzel wird pulverisiert und mit Alkohol mazeriert, die Mischung dann gefiltert, verdünnt und verschüttelt.

INDIKATIONEN

● ÜBELKEIT
Länger anhaltende Übelkeit, mit und ohne Erbrechen, wird mit *Ipecac.* behandelt. Bei dauernder Übelkeit, auch mit Kopfschmerzen, Schwitzen und Durchfall, sollte es regelmäßig gegeben werden.

● ASTHMA
Das Mittel wird Patienten gegeben, deren Asthmaanfälle mit anhaltender Übelkeit einhergehen.

● HUSTEN & PFEIFENDE ATMUNG
Ipecac. lindert Hustenanfälle mit pfeifender, keuchender Atmung, Atemnot und dem Gefühl der Brustenge. Es hilft bei trockenem, rasselndem, lockerem und Reizhusten.

● MORGENDLICHE ÜBELKEIT
Ipecac. eignet sich bei Schwangerschaftsübelkeit, bei der trotz Erbrechens die Zunge sauber und belagfrei bleibt.

● BLUTUNGEN
Ipecac. wird zur Behandlung von Nasenbluten, starken Menstruationsblutungen und allgemeiner Blutungsneigung eingesetzt.

● WARNHINWEIS
***Ipecac.* verursacht bei hoher Dosierung Übelkeit und Erbrechen und kann sogar zu Herzversagen führen.**

CHAMOMILLA

Hilft bei Schlaflosigkeit ◆ Beruhigt Reizbarkeit bei Kindern und Erwachsenen ◆ Lindert Zahn- und Ohrenschmerzen

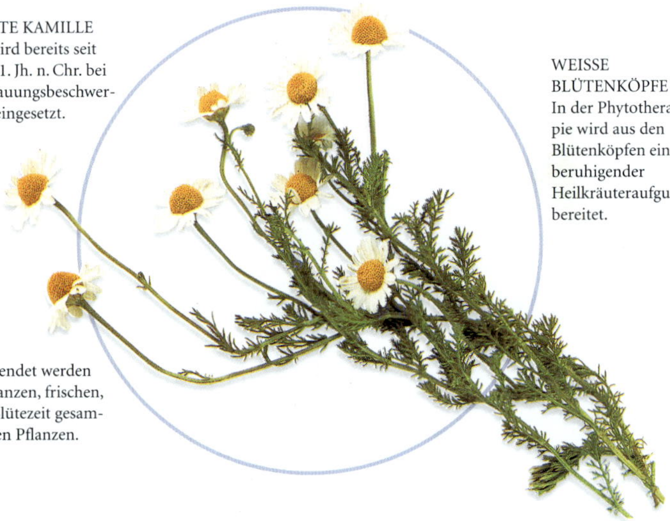

ECHTE KAMILLE
Sie wird bereits seit dem 1. Jh. n. Chr. bei Verdauungsbeschwerden eingesetzt.

WEISSE BLÜTENKÖPFE
In der Phytotherapie wird aus den Blütenköpfen ein beruhigender Heilkräuteraufguss bereitet.

Verwendet werden die ganzen, frischen, zur Blütezeit gesammelten Pflanzen.

HAUPTWIRKUNG

- BERUHIGEND
- BESÄNFTIGEND
- SCHMERZ LINDERND
- LINDERT WEHEN- UND MENSTRUATIONS-SCHMERZEN

ZUBEREITUNG

- URTINKTUR wird aus den frischen Pflanzen zubereitet. Sie werden zerkleinert und in Alkohol mazeriert.

TIPP

- Chamomilla kann in Form von Salben und Tinkturen auch äußerlich direkt auf den erkrankten Bereich aufgetragen werden.

INDIKATIONEN

● KINDERMITTEL
Chamomilla wird häufig reizbaren, launenhaften Kindern verschrieben, die bei Krankheit viel jammern und sich nur durch Herumtragen beruhigen lassen. Es hilft beim Zahnen mit Reizbarkeit und Wut und bei Launenhaftigkeit, wenn dem Kind nichts gefällt.

● ZAHNSCHMERZEN
Unerträgliche Zahnschmerzen, z. B. bei Zahnabszess, lassen sich mit *Chamomilla* behandeln.

● SCHMERZLINDERUNG
Bei unerträglichen Schmerzen hilft *Chamomilla.* Es lindert starke Ohrenschmerzen, die mit Fieber einhergehen, Magenschmerzen mit Durchfall, Koliken sowie Drüsenschwellungen, die Gesichts- und Halsschmerzen verursachen.

● FRAUENLEIDEN
Chamomilla hilft unter anderem bei Menstruationsschmerzen mit starkem Schwitzen, Misslaunigkeit oder Schwächegefühl, bei Wehenschmerz, entzündeten Brustwarzen und Schmerzen beim Stillen, die die Mutter unwillig machen.

● SCHLAFLOSIGKEIT
Chamomilla hilft bei nervöser Schlaflosigkeit.

CHELIDONIUM

Bewährt bei Leberbeschwerden, einschließlich Hepatitis

Vor operativen Eingriffen ◆ Hilft bei Lungenerkrankungen

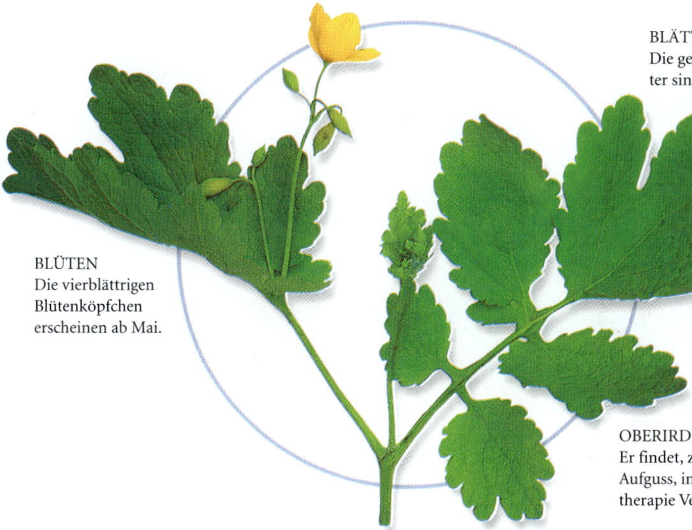

BLÄTTER
Die gefiederten Blätter sind gelbgrün.

BLÜTEN
Die vierblättrigen Blütenköpfchen erscheinen ab Mai.

OBERIRDISCHER TEIL
Er findet, z. B. für einen Aufguss, in der Phytotherapie Verwendung.

HAUPTWIRKUNG

- KRAMPF LÖSEND
- SCHMERZ LINDERND
- BEWÄHRT BEI GALLENSTEINEN
- HILFT BEI LUNGENENTZÜNDUNG

ZUBEREITUNG

- URTINKTUR wird aus dem im Spätherbst oder zu Beginn des Austriebs gegrabenen frischen Wurzelstock mit anhängenden Wurzeln bereitet. Dieser wird zerkleinert, püriert und mindestens zehn Tage in Alkohol mazeriert.

INDIKATIONEN

● OPERATIONSVORBEREITUNG
Chelidonium kann vorbereitend vor operativen Eingriffen bei Hepatitis oder Gallensteinen gegeben werden.

● LEBERBESCHWERDEN
Chelidonium ist ein hervorragendes Lebermittel, eignet sich aber auch für Beschwerden, die auf Milz-, Nieren- oder Darmerkrankungen zurückgehen. Wirksam bei Hepatitis.

● GALLENBLASE
Das Mittel wird in der Volksmedizin zur Behandlung von Gallenblasenbeschwerden eingesetzt. *Chelidonium* hilft bei Gallensteinschmerzen, die auf der rechten Körperseite lokalisiert sind, denn es wird v. a. rechtsseitig eingesetzt.

● SCHMERZLINDERUNG
Chelidonium wirkt entspannend auf die Muskeln und dadurch Schmerz lindernd, zum Beispiel bei rechtsseitig auftretenden Kopfschmerzen, Rücken- und Schulterschmerzen.

● LUNGE
Lungenentzündung, die vor allem die rechte Seite stärker beeinträchtigt, und andere Lungenerkrankungen lassen sich mit *Chelidonium* behandeln.

CHINA

Hauptmittel bei Malaria ◆ Hilft beim Chronischen Müdigkeitssyndrom (CFS) ◆ Wird bei Erschöpfung verordnet

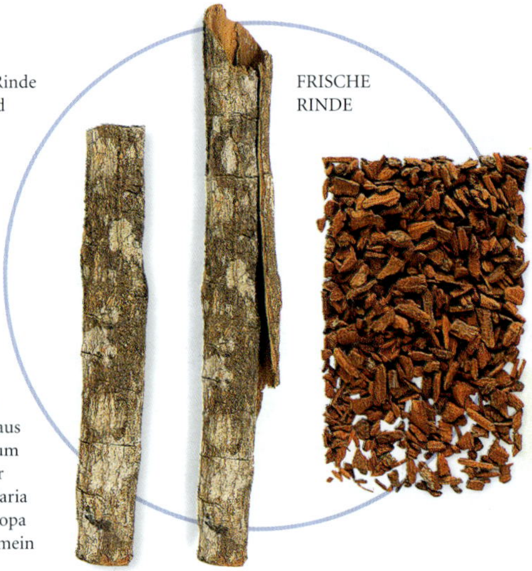

Verwendet wird die Rinde jüngerer Stämme und älterer Zweige.

FRISCHE RINDE

CHINARINDEN-BAUM
Im 17. Jh. setzten die Jesuiten Chinin, das aus dem Chinarindenbaum gewonnen wurde, zur Behandlung von Malaria ein. Chinin ist in Europa als Fiebermittel allgemein anerkannt.

GETROCKNETE RINDE

HAUPTWIRKUNG

- BESSERT SCHLAFLOSIGKEIT
- UNTERSTÜTZT DAS AUFFÜLLEN VON KÖRPERFLÜSSIGKEIT
- FIEBER SENKEND
- LINDERT KOPFSCHMERZEN
- HILFT BEI VERDAUUNGSSTÖRUNGEN

ZUBEREITUNG

- URTINKTUR wird aus der getrockneten Rinde jüngerer Stämme und älterer Zweige des Chinarindenbaums hergestellt. Die Rinde wird mindestens fünf Tage in Alkohol mazeriert, dann gefiltert, verdünnt und verschüttelt.

INDIKATIONEN

● MALARIA
Hahnemann prüfte das Mittel in seiner ersten homöopathischen Arzneimittelprüfung an sich selbst! Heute gilt es als *das* Malariamittel.

● KOPFSCHMERZEN
Mit *China* werden klopfende Kopfschmerzen, die mit einer Fascialisneuralgie, Nasenbluten, Tinnitus oder Leberbeschwerden auftreten können, behandelt.

● CHRONISCHES MÜDIGKEITSSYNDROM (CFS)
China wird CFS-Patienten gegeben und wirkt gegen Blähungen, Ängste, Schlaflosigkeit und Schwächegefühl nach der geringsten Anstrengung.

● ERSCHÖPFUNG
Das Mittel wird bei Erschöpfungszuständen nach Erkrankung oder extremem Flüssigkeitsverlust gegeben.

● SCHLAFLOSIGKEIT
Bei Schlaflosigkeit durch Übererregtheit, bei der schon die geringsten Geräusche den Schlaf stören, kann *China* helfen.

● WARNHINWEIS
Das Chinin des Chinarindenbaums verursacht, in großen Mengen genommen, gefährliche, malariaähnliche Symptome.

COFFEA

Als Schmerzmittel ◆ Hilft bei Schlaflosigkeit

Lindert Kopf- und Zahnschmerzen

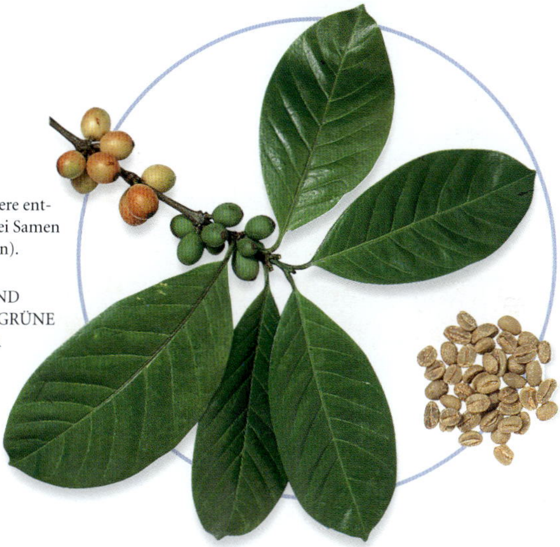

HAUPTWIRKUNG

- BERUHIGT HERZKLOPFEN
- DÄMPFT ÜBERERREGTHEIT
- HILFT GEGEN HITZEWALLUNGEN IN DER MENOPAUSE
- SCHMERZ LINDERND

ZUBEREITUNG

- URTINKTUR wird aus den von der Samenschale weitgehend befreiten, reifen, getrockneten, ungerösteten Samen des Kaffeebaums gewonnen. Die Bohnen werden mindestens fünf Tage in Alkohol gelegt, dann gefiltert. Die Lösung wird verdünnt und verschüttelt.

INDIKATIONEN

● SCHMERZLINDERUNG
Es gibt eine Reihe frei verkäuflicher Schmerzmittel, in denen Koffein mit konventionellen Analgetika wie Acetylsalicylsäure kombiniert vorliegt. *Coffea* wird bei Schmerzüberempfindlichkeit eingesetzt, wenn die Schmerzen zur Verzweiflung treiben.

● SCHLAFLOSIGKEIT
Coffea hilft bei Schlaflosigkeit, vor allem wenn sie durch Übererregtheit entstanden ist.

● KOPFSCHMERZEN
Coffea wird bei einseitig auftretenden Kopfschmerzen verschrieben, die sich anfühlen, als sei ein Nagel in den Kopf geschlagen, und bei Schmerzen, die beim Aufwachen auftreten und unerträglich erscheinen können.

● ZAHNSCHMERZEN
Bei starken, schießenden Schmerzen, oft von den Zähnen bis in die Fingerspitzen, sollte *Coffea* täglich genommen werden.

● ÜBERERREGTHEIT
Coffea wird zur Dämpfung von Übererregtheit und Herzklopfen gegeben.

● WARNHINWEIS
Exzessiver Koffeinkonsum reizt den Verdauungstrakt, entzieht dem Körper Calcium und kann zu Nervosität führen.

CONIUM

Zur unterstützenden Behandlung bei Krebs ◆ Hilft bei Prostataerkrankungen ◆ Lindert Schmerzen in den Brüsten

GEFLECKTER SCHIERLING
Er wurde im alten Rom bei Epilepsie, Manie, Chorea, bei Schwellungen und Tumoren eingesetzt. Im 19. Jahrhundert wurde er als Schmerzmittel gegeben.

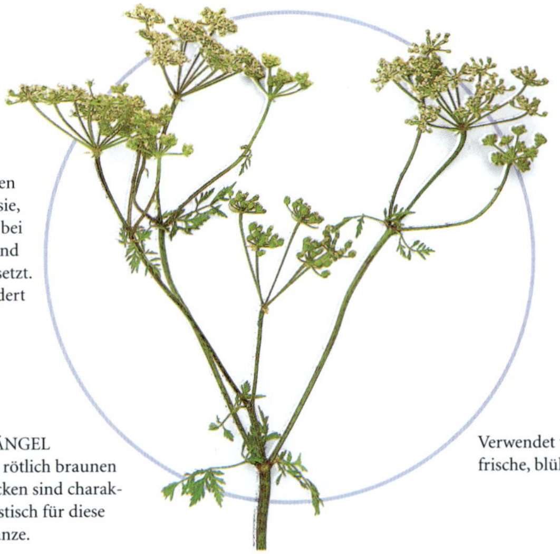

BLÜTEN
Die weißen Blütendolden sitzen auf zarten Stängeln.

STÄNGEL
Die rötlich braunen Flecken sind charakteristisch für diese Pflanze.

Verwendet wird das frische, blühende Kraut.

HAUPTWIRKUNG

- WIRKT VORZEITIGER ALTERUNG ENTGEGEN
- HILFT BEI ZYSTEN
- BAUT PSYCHISCHEN STRESS AB
- WIRKT VITALISIEREND

ZUBEREITUNG

- URTINKTUR wird aus den frischen, oberirdischen Teilen blühender, noch nicht fruchtender Pflanzen hergestellt. Diese werden in Alkohol gelegt und nach dem Filtern verdünnt und verschüttelt.

INDIKATIONEN

● TUMOREN
Kleine Geschwülste in der Brust sind in 80 Prozent der Fälle gutartig, eine ärztliche Beurteilung ist jedoch in jedem Fall nötig. Harte Brustgeschwülste sowie Tumoren oder Zysten der Fortpflanzungsorgane werden mit *Conium* behandelt.

● PSYCHISCHER STRESS
Mit *Conium* behandelt man Störungen, die durch psychische Belastung oder großen Kummer entstanden sind.

● PROSTATA-BESCHWERDEN
Conium wird bei einer vergrößerten Prostata, vor allem bei Abgang von Prostatasekret, gegeben.

● BRUSTSCHMERZEN
Conium hilft bei Schmerzen in den Brüsten, vor allem wenn diese extrem berührungsempfindlich sind.

● IM ALTER
Beim älteren Menschen soll *Conium* vitalisierend wirken und vorzeitiger Alterung entgegenwirken.

● WARNHINWEIS
Der in dieser Pflanze enthaltene Giftstoff kann Lähmungserscheinungen, vor allem der Atmungsnerven, verursachen. Dies führt bei Aufnahme großer Mengen zum Erstickungstod.

COLOCYNTHIS

Wird bei Reizkolon gegeben ◆ Lindert Ischiasschmerz ◆ Hilft bei Magen-Darm-Entzündung

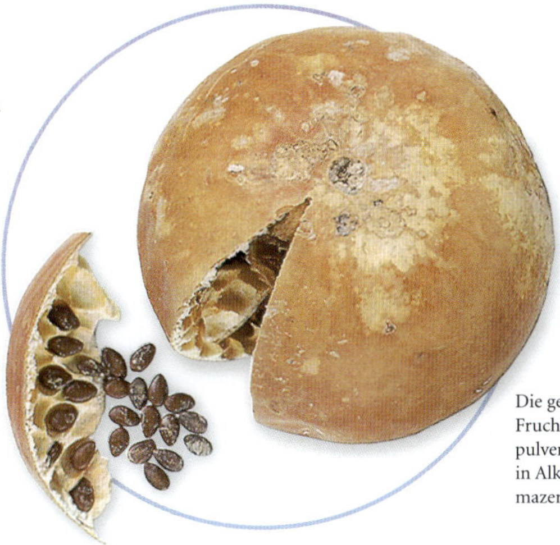

GETROCKNETE FRUCHT
Sie sieht aus wie ein kleiner Kürbis von der Größe einer Orange.

SAMEN
Sie gelten als sehr nahrhaft, finden in der Homöopathie jedoch keine Verwendung.

Die getrocknete Frucht wird pulverisiert und in Alkohol mazeriert.

HAUPTWIRKUNG

- SCHMERZ LINDERND
- HILFT BEI COLITIS ULCEROSA
- BESSERT ISCHIAS-SCHMERZEN
- HEILT KOLIKEN

ZUBEREITUNG

- URTINKTUR wird aus den getrockneten, geschälten, von den Samen befreiten Früchten gewonnen. Diese werden zermahlen, in Alkohol mazeriert, dann verdünnt und verschüttelt.

INDIKATIONEN

● SCHMERZLINDERUNG
Colocynthis wird zur Linderung akuter Schmerzen gegeben, hier vor allem bei kolikartigen Bauchschmerzen, Krämpfen in den Hüften, Nieren und Eierstöcken, bei Kopfschmerzen oder schießenden Nervenschmerzen in Gesicht, Hals und Gliedmaßen. Es kann auch bei Gicht oder rheumatischen Schmerzen im Nacken gegeben werden.

● MAGEN-DARM-ENTZÜNDUNG
Eine Gastroenteritis (Magen-Darm-Entzündung) mit starken Bauchkrämpfen lässt sich mit *Colocynthis* behandeln.

● ISCHIAS
Es gibt verschiedene homöopathische Mittel für die verschiedenen Formen von Ischias. Verschlimmern sich die Beschwerden bei feuchtkaltem Wetter, ist *Colocynthis* angezeigt.

● REIZKOLON
Das Mittel wird bei kolikartigen Schmerzen gegeben, die den Patienten dazu bringen, sich zu krümmen und auf den Bauch zu drücken.

● WARNHINWEIS
Die Ausgangssubstanz, ein bitteres und giftiges Kürbisgewächs, verursacht bei Genuss starke Krämpfe und Magen-Darm-Entzündung.

CUPRUM MET.

Hilft bei Krämpfen ◆ Lindert körperliche und geistige Erschöpfung ◆ Bewährt bei zerebralen Krampfanfällen

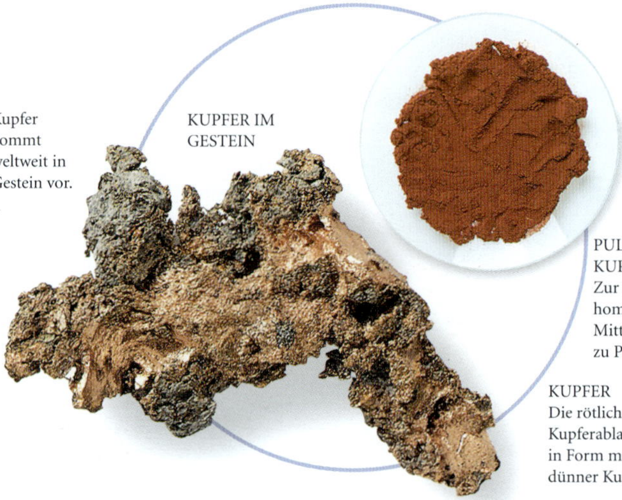

HAUPTWIRKUNG

- KRAMPF LÖSEND
- SCHMERZ LINDERND
- LINDERT KOLIKARTIGE ZUSTÄNDE

ZUBEREITUNG

- URTINKTUR wird aus pulverisiertem Kupfer bereitet. Das Metall wird mit Milchzucker verrieben, bis es wasserlöslich ist. Dann wird es gefiltert, verdünnt und verschüttelt.

ÜBRIGENS

- Kupfer ist unerlässlich für die Aufrechterhaltung der Körperfunktionen und für das Knochenwachstum.

INDIKATIONEN

● KRÄMPFE
Cuprum met. ist in erster Linie bei schweren Krämpfen in den Beinen, Fingern oder Füßen angezeigt.

● ZEREBRALE KRAMPFANFÄLLE
Cuprum met. ist bei Krampfanfällen, wie sie beispielsweise bei Epilepsie oder bei sehr kleinen Kindern vorkommen, angezeigt.

● ERSCHÖPFUNGSZUSTÄNDE
Das Mittel wird zur Linderung von Erschöpfungszuständen gegeben, etwa nach zehrender Krankheit, Schlafmangel oder starkem psychischem Stress. Mögliche Symptome sind Krämpfe und Kopfschmerzen zwischen den Augen.

● VERDAUUNG
Cuprum met. hat auch eine starke Beziehung zum Verdauungssystem und wird besonders gegen Magenkrämpfe gegeben. Wirksam lindert es spasmische, kolikartige Schmerzen, wenn der Bauch heiß und berührungsempfindlich ist und sich wund anfühlt.

● WARNHINWEIS
Kupfer ist giftig. Es kann Krampfanfälle, Lähmungserscheinungen und schließlich sogar den Tod verursachen.

STAPHISAGRIA

Hilft bei Urogenitalstörungen ◆ Hauptmittel bei Schnittwunden ◆ Lindert Kopf- und Zahnschmerzen

Die auch Rittersporn genannte Pflanze wurde jahrhundertelang in der Kräuterheilkunde als Mittel zum Auslösen von Erbrechen (Emetikum) sowie zur Bekämpfung von Kopfläusen und Behandlung von Warzen und Juckreiz eingesetzt.

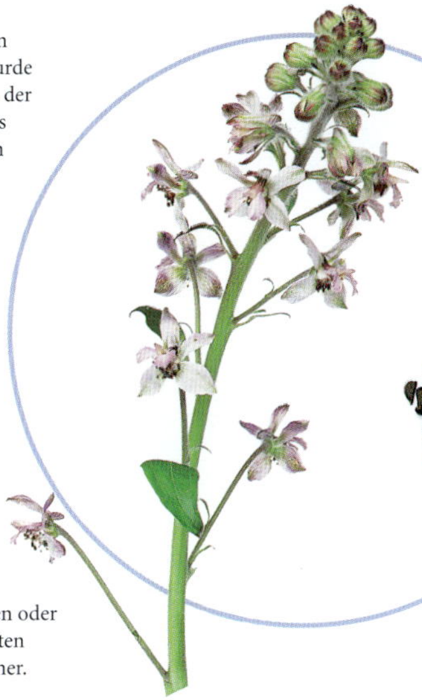

Wächst in Südeuropa und Asien.

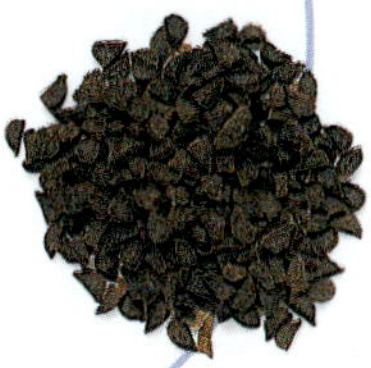

STEPHANSKÖRNER
Für die homöopathische Zubereitung werden die reifen Samen getrocknet.

BLÜTENSTÄNGEL
Die zarten, hellblauen oder purpurfarbenen Blüten erscheinen im Sommer.

HAUPTWIRKUNG

- HEILT SCHNITTWUNDEN
- BEWÄHRT BEI SCHMERZHAFTEN HAUTERKRANKUNGEN
- LINDERT AUGENSCHMERZEN
- HILFT BEI KUMMER
- BEI WEIBLICHER UNFRUCHTBARKEIT ANGEZEIGT

ZUBEREITUNG

- PULVER wird aus den reifen Samen gewonnen. Diese werden getrocknet, verrieben und verschüttelt.

INDIKATIONEN

● WEIBLICHE UNFRUCHTBARKEIT
Liegen keine organischen Störungen vor, hilft eine Konstitutionsbehandlung, Ungleichgewichte in den die Fortpflanzung steuernden Körpersystemen zu beheben.

● KUMMER
Staphisagria ist bei unterdrücktem Kummer bzw. Wut auf Grund peinlicher oder erniedrigender Situationen angezeigt.

● HAUTERKRANKUNGEN
Staphisagria wird bei Hautbeschwerden in Verbindung mit einem reizbaren Nervensystem, wie Psoriasis, gegeben.

● SCHEIDENKRAMPF
Bei dem seltenen Vaginismus krampfen die Muskeln am Scheideneingang. *Staphisagria* wird bei Vaginismus nach ärztlicher Untersuchung verschrieben.

● AUGEN
Es beruhigt entzündete, schmerzende Augen und Gerstenkörner.

● SCHNITTWUNDEN
Staphisagria fördert die Wundheilung und lindert die Schmerzen bei Schnittverletzungen und -wunden nach Operationen.

● WARNHINWEIS
Die Samen des Stephanskrauts sind hoch giftig.

DIOSCOREA

Bewährt bei Menstruationsbeschwerden ◆ Bei Nierenkolik und Nierensteinen ◆ Hauptmittel bei starken Schmerzen

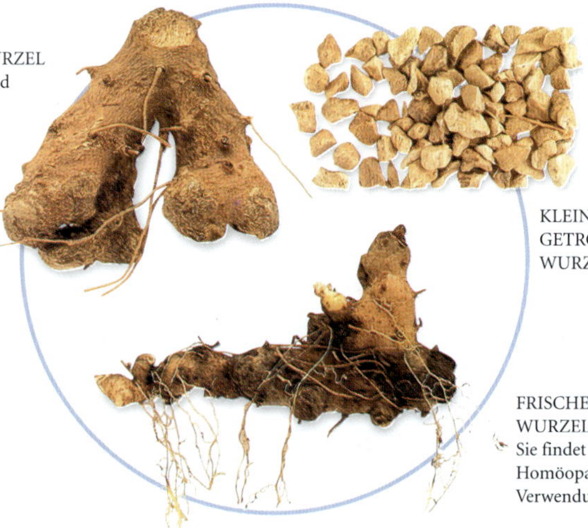

WILDE YAMSWURZEL
Sie ist in Nord- und Zentralamerika beheimatet.

GANZE GETROCKNETE WURZEL

KLEINGEHACKTE GETROCKNETE WURZEL

FRISCHE WURZEL
Sie findet in der Homöopathie Verwendung.

HAUPTWIRKUNG

- SCHMERZ LINDERND
- HILFT BEI NEURALGIEN
- ZUR BEHANDLUNG VON KOLIKEN
- BESSERT LEBER-BESCHWERDEN

ZUBEREITUNG

- URTINKTUR wird aus den frischen, nach der Blütezeit gesammelten, unterirdischen Teilen zubereitet. Die zerkleinerte Wurzel wird in Alkohol mazeriert.

INDIKATIONEN

● KOLIKEN
Dioscorea, ein traditionelles Schmerzmittel bei den Azteken, wird heute bei kolikartigen Schmerzen sowie Neuralgien des Magen-Darm-Traktes verschrieben.

● FRAUENLEIDEN
Dioscorea wurde von den Azteken bei Menstruationsschmerzen eingesetzt und findet hier auch heute noch Anwendung.

● MÄNNERLEIDEN
Beim Mann wird *Dioscorea* zur Behandlung von Nierenkoliken verschrieben, die mit Nierensteinen, scharfen, in die Hoden und Beine ausstrahlenden Schmerzen und nasskaltem Schweiß verbunden sind.

● SCHMERZLINDERUNG
Dioscorea ist bei starken, schneidenden, krampfenden und mahlenden Schmerzen angezeigt sowie bei Schmerzen, die von einem Punkt aus ausstrahlen und sich plötzlich verlagern können. Die Schmerzen können z. B. von der Leber nach oben zur rechten Brustwarze hin ausstrahlen.

● WARNHINWEIS
Wilder Yams sollte von Frauen, die die Antibabypille nehmen, sowie in der Schwangerschaft nicht ohne ärztliche Rücksprache genommen werden.

EUPHRASIA

Lindert Bindehautentzündung ◆ Allgemeines Augenmittel

Hilft bei Heuschnupfen und anderen Allergien

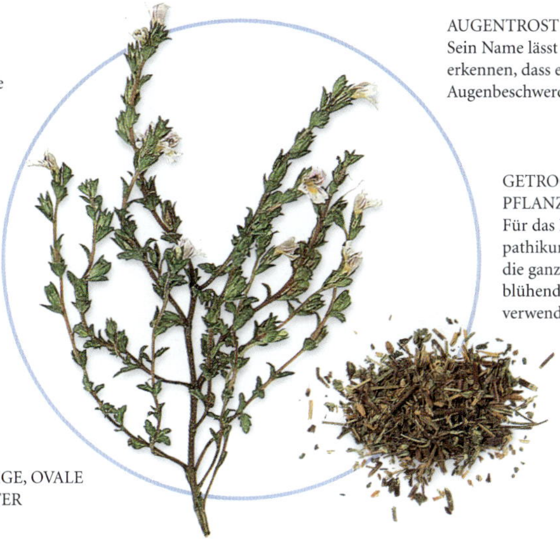

HAUPTWIRKUNG

- ENTZÜNDUNGSHEMMEND
- LINDERT REIZUNGEN
- VERMINDERT AUGENÜBERANSTRENGUNG
- LINDERT ALLERGIEN

ZUBEREITUNG

- URTINKTUR wird aus der frischen Pflanze bereitet. Nach dem Zerkleinern werden die Pflanzenteile in Alkohol mazeriert.

TIPP

- AUGENSPÜLUNG: Geben Sie 2 Tropfen Urtinktur zu einem Salzwasseraugenbad – 5 ml/1 TL Salz auf 150 ml gekochtes, abgekühltes Wasser.

INDIKATIONEN

● ALLERGIEN
Das Mittel wird vor allem bei Infektionen und Allergien von Augen und Nase gegeben, so etwa bei Erkältungskrankheiten und Heuschnupfen unter Hauptbeteiligung der Augen. Ebenfalls angezeigt ist es bei Allergien, von denen Mittelohr und Nebenhöhlen betroffen sind.

● AUGENBESCHWERDEN
Euphrasia, der Augentrost, wird bei Augenreizungen mit schneidenden, brennenden und drückenden Schmerzen sowie Absonderung zähen Schleims, bei Lichtempfindlichkeit mit brennenden, geschwollenen Augenlidern und häufigem Blinzeln und schließlich bei reichlichem Tränenfluss gegeben. Es kann auch bei Augensymptomen nach Verletzung verschrieben werden.

● BINDEHAUTENTZÜNDUNG
Sie entsteht durch eine Infektion (eitrige Absonderung) oder durch eine Allergie. Typisch sind geschwollene Augenlider mit brennenden Absonderungen und dem Drang, häufig zu blinzeln. In einigen Fällen können sich kleine Bläschen innen am Augenlid bilden. *Euphrasia* ist hier das Mittel der Wahl.

SPONGIA

Bewährt bei Herzbeschwerden ◆ Hilft bei Atemwegsstörungen ◆ Bei bestimmten Phobien

FRISCHER MEERESSCHWAMM wird geröstet, um Schilddrüsenschwellungen und Husten zu behandeln.

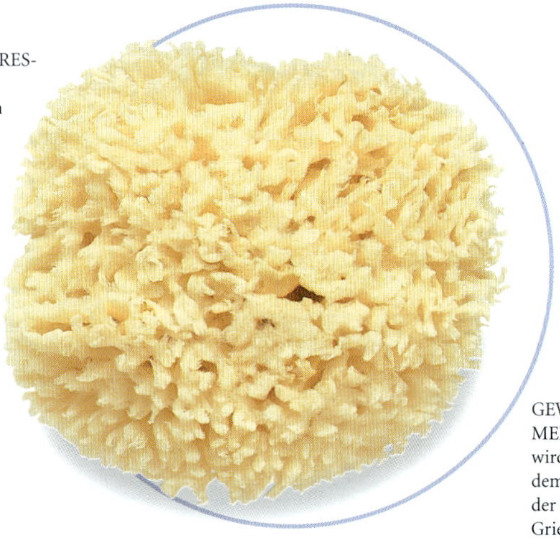

GEWÖHNLICHER MEERESSCHWAMM wird traditionell aus dem Mittelmeer, in der Nähe Syriens und Griechenlands, gesammelt.

HAUPTWIRKUNG

- ENTZÜNDUNGSHEMMEND
- BERUHIGEND
- HILFT BEI SCHILDDRÜSENBESCHWERDEN
- BEKÄMPFT INFEKTIONEN
- DÄMPFT HERZKLOPFEN

ZUBEREITUNG

- PULVER Der Meeresschwamm wird sorgfältig von anhaftendem Sand befreit und in einer blechernen Trommel braun geröstet, bis die entstandene Masse leicht zerreibbar ist. Diese Masse wird pulverisiert und verrieben.

INDIKATIONEN

● PHOBIEN
Spongia ist das geeignete Mittel für Personen mit ausgeprägter Angst vor Herzerkrankung und vor dem Tod, vor allem durch Ersticken. Sie fühlen sich oft unwohl in Kleidung.

● HERZBESCHWERDEN
Spongia hat eine spezifische Beziehung zum Herzen. Typische Symptome sind Herzklopfen oder ein unbehagliches Gefühl in der Herzgegend. Es kommt zum Blutandrang, mit dem Gefühl, als schösse das ganze Blut in die Brust und ins Gesicht. Erstickungsangst und das Gefühl, das Herz wolle nach oben ausbrechen, lassen den Patienten aufwachen. Weitere Symptome sind Erschöpfung und ein Schweregefühl des Körpers.

● ATMUNG
Spongia wird bei Infektionen der oberen Atemwege verschrieben, die sich gern im Kehlkopf festsetzen, wie ein trockener, bellender, kruppartiger Husten. Typisch sind trockene Schleimhäute sowie Kehlkopfschmerzen, die beim Schlucken oder Sprechen schlimmer werden.

● DRÜSEN
Eine Entzündung, Verhärtung und Vergrößerung der Drüsen, speziell der Schilddrüse, lässt sich mit *Spongia* behandeln.

FERRUM PHOS.

Bewährt bei Beschwerden des Urogenitaltraktes ◆ Lindert Verdauungsstörungen ◆ Hilft beim Raynaud-Syndrom

EISENPHOSPHAT
Diese Verbindung kommt häufig in fossilen Knochen und im menschlichen Muskelgewebe vor.

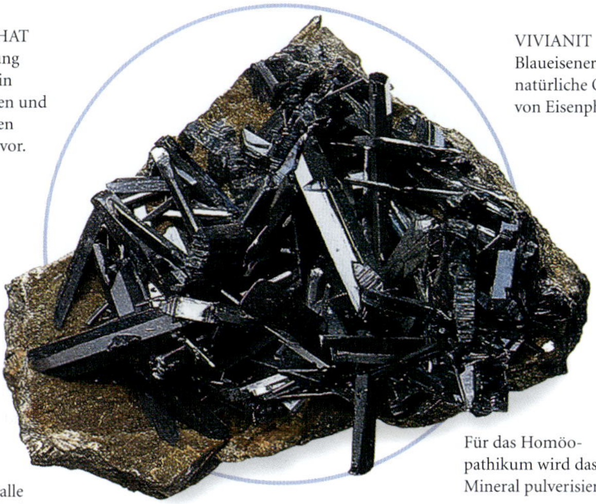

VIVIANIT
Blaueisenerz ist die natürliche Quelle von Eisenphosphat.

Die undurchsichtigen Kristalle glänzen metallisch.

Für das Homöopathikum wird das Mineral pulverisiert.

HAUPTWIRKUNG

- BEKÄMPFT INFEKTIONEN
- FÖRDERT DIE DURCHBLUTUNG
- STEIGERT DIE MÄNNLICHE LIBIDO
- ENTZÜNDUNGSHEMMEND
- FIEBER SENKEND

ZUBEREITUNG

- SCHÜSSLERSALZ wird chemisch aus Eisensulphat, Natriumphosphat und Natriumacetat hergestellt. Das pulverisierte Mineral wird dann verrieben. Das Mittel wird für die homöopathische Zubereitung chemisch hergestellt.

INDIKATIONEN

● ERKÄLTUNGSKRANKHEITEN
Damit Erkältungen nicht verschleppt werden, sollten bereits die Frühzeichen behandelt werden. *Ferrum phos.* kommt für Erkältungen im Frühstadium in Frage, die sich langsam entwickeln, und wirkt Fieber senkend.

● VERDAUUNGSSTÖRUNGEN
Magenverstimmungen, saures Aufstoßen und das Erbrechen unverdauter Nahrung lassen sich mit *Ferrum phos.* behandeln. Es kann auch bei Reizkolon oder Verstopfung angezeigt sein.

● MÄNNERLEIDEN
Wird bei deutlichem Rückgang der männlichen Libido eingesetzt.

● FRAUENLEIDEN
Ferrum phos. wird bei nach unten drängenden Gebärmutterschmerzen, einem verkürzten Menstruationszyklus, trockener Scheide und nächtlicher Harninkontinenz gegeben.

● RAYNAUD-SYNDROM
Dieses Syndrom entsteht, wenn sich die Blutgefäße bei Kälte zusammenziehen und so eine Mangeldurchblutung verursachen. *Ferrum phos.* wird bei dieser und anderen Durchblutungsstörungen verschrieben.

HAMAMELIS

Gegen Krampfaderleiden ◆ Bei Hämorrhoiden

Nützliches Notfallmittel

Die Rinde wird von den Zweigen abgestreift, Erntezeit ist Herbst.

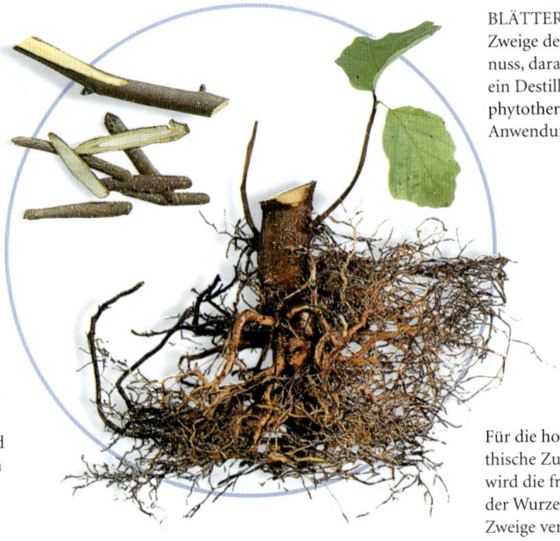

BLÄTTER und junge Zweige der Zaubernuss, daraus lässt sich ein Destillat zur phytotherapeutischen Anwendung bereiten.

VIRGINISCHE ZAUBERNUSS Heimisch in Kanada sowie Ost- und Zentralamerika, wird diese Pflanze auch in Europa kultiviert.

Für die homöopathische Zubereitung wird die frische Rinde der Wurzeln und Zweige verwendet.

HAUPTWIRKUNG

- MILDERT STARKE PERIODEN
- WIRKT ADSTRINGIEREND
- ENTZÜNDUNGSHEMMEND

ZUBEREITUNG

- URTINKTUR Verwendet wird die frisch gehackte Rinde der Wurzeln und Zweige, die in Alkohol gelegt wurden.

TIPP

- Zum Auftragen eignen sich Salben, für Spülungen oder Umschläge flüssige Einreibungen, für Hämorrhoiden gibt es spezielle Zäpfchen.

INDIKATIONEN

● KRAMPFADERN
Sie entstehen durch eine Funktionsstörung der Venenklappen und venösen Blutrückstau. *Hamamelis* wird bei gleichzeitig bestehender Schmerzhaftigkeit verschrieben. Krampfadern können erblich sein oder in Folge von Schwangerschaft, Fettleibigkeit oder Thrombose entstehen.

● HÄMORRHOIDEN
Dies sind verdickte Venen im unteren Mastdarm und um den After herum. Sie sind oft Folge von Verstopfung, können aber auch mit hormonellen Störungen, Schwangerschaft, Entbindung oder Abführmittelmissbrauch zusammenhängen. *Hamamelis* gilt in den Fällen als besonders wirksam, in denen die Hämorrhoiden wie Weintrauben aussehen.

● ERSTE HILFE
Hamamelis gilt wegen ihrer adstringierenden Eigenschaften als Notfallmittel.

● BLUTUNGEN
Dieses Mittel wird bei erhöhter Blutungsneigung, so etwa Frauen mit starker Menstruationsblutung oder Personen mit extremem Nasenbluten, gegeben.

HEPAR SULPH.

Lindert Atemwegsbeschwerden ◆ Heilt Hautinfektionen

Hilft bei Verdauungsstörungen

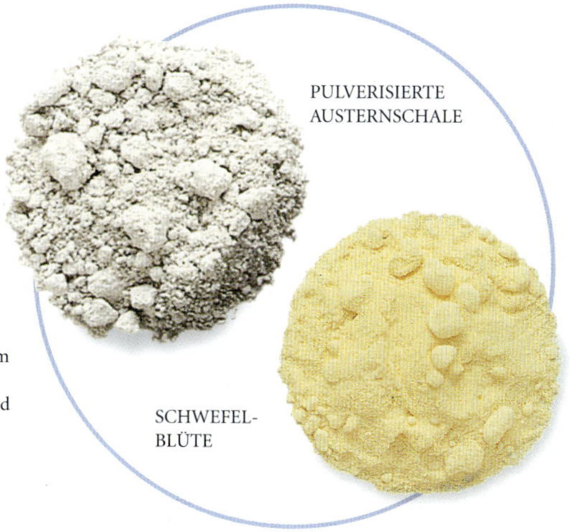

Hepar sulph. ist eine Mischung aus pulverisiertem Perlmutt der Austernschale und Schwefelblüte.

HAUPTWIRKUNG

- FIEBER SENKEND
- HILFT BEI DRÜSENSCHWELLUNGEN
- BERUHIGT SCHMERZHAFTE HAUT
- HEILUNGSFÖRDERND

ZUBEREITUNG

- PULVER wird aus pulverisiertem Perlmutt der Austernschale und Schwefelblüte zubereitet. Beide werden zu gleichen Teilen im geschlossenen Tiegel zur Weißglut erhitzt, in Säure gelöst und mit Milchzucker verrieben.

INDIKATIONEN

● INFEKTIONEN
Hepar sulph. wird allgemein bei Infektionen, vor allem der Atemwege und der Haut, verwendet. Besonders geeignet ist es für Beschwerden, die mit Drüsenschwellungen einhergehen, sowie bei hohem Fieber mit Schüttelfrost.

● HUSTEN & ERKÄLTUNG
Erkältungskrankheiten oder Grippe mit Fieber, Halsschmerzen, trockener, stoßweiser Husten und Krupp werden mit *Hepar sulph.* behandelt. Es senkt das Risiko einer Sekundärinfektion, wirkt Schleim lösend und Fieber senkend.

● HAUTERKRANKUNGEN
Das Mittel heilt schnell aufspringende und rau werdende Haut oder entzündete, wunde Akne. Es wirkt bei sonst schlecht heilenden und infektanfälligen Hauterscheinungen heilungsfördernd.

● ABSZESSE & GESCHWÜRE
Hepar sulph. wird zur Behandlung von leicht blutenden und infektanfälligen Abszessen oder Geschwüren verschrieben.

● VERDAUUNG
Hepar sulph. ist angezeigt bei Übelkeit, Erbrechen und chronischem Durchfall mit Darmgeräuschen.

MERC. SOL.

Hemmt Mundgeruch ◆ Heilt Mund- und vaginalen Soor

Lindert die Symptome der Arthrose

QUECKSILBER
Dieses Mineral kommt in flüssiger Form oft in vulkanischem Gestein, wie Zinnober, vor.

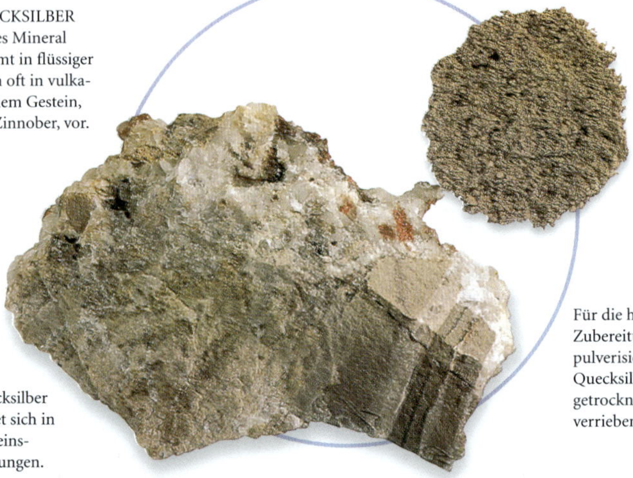

Pulverisiertes und ausgefälltes Quecksilber

Für die homöopathische Zubereitung wird das pulverisierte, ausgefällte Quecksilber filtriert, getrocknet und verrieben.

Quecksilber findet sich in Gesteinshöhlungen.

HAUPTWIRKUNG

- BEKÄMPFT INFEKTIONEN
- SCHMERZ LINDERND
- LINDERT GESCHWÜRE UND ABSZESSE IM MUNDRAUM
- FIEBER SENKEND

ZUBEREITUNG

- PULVER wird in erster Linie aus einem Gemisch hergestellt, das vorwiegend aus Quecksilberamidonitrat und metallischem Quecksilber besteht.

INDIKATIONEN

● ARTHROSE
Merc. sol. lindert Arthrosebeschwerden.

● MUNDGERUCH
Mundgeruch (Halitose) in Verbindung mit Zahnkaries und Zahnfleischentzündung mit Zahnfleischbluten wird mit *Merc. sol.* behandelt.

● ERKRANKUNGEN DES MUND- UND RACHENRAUMS
Merc. sol. kann bei Geschwüren der Mundschleimhaut, wunden, weißlich stippigen Belägen, die meist auf Mundsoor hindeuten, bei Abszessen, Zahnschmerzen auf Grund von Zahnfleischbluten oder -entzündung und bei Halsweh gegeben werden.

● CANDIDOSE (SOOR)
Merc. sol. hilft bei Candidosen beim Mann und bei der Frau.

● INFEKTIONEN
Augen- und Ohreninfektionen sowie Erkältungskrankheiten, Katarrhe und Fieber bessern sich durch *Merc. sol.*

● WARNHINWEIS
Bis zum 19. Jahrhundert wurden Syphilis und andere Erkrankungen mit Quecksilber behandelt. Auf Grund seiner hohen Toxizität kam es danach in dieser Form nicht mehr zur Anwendung.

HYOSCYAMUS

Lindert die Frühsymptome des Morbus Parkinson

Hilft nach Schlaganfall ◆ Bewährt bei Paranoia

BILSENKRAUT
Im Mittelalter deutete der lateinische Name für Bilsenkraut, Dentaris, auf seine heilpflanzliche Verwendung bei Zahnschmerzen hin.

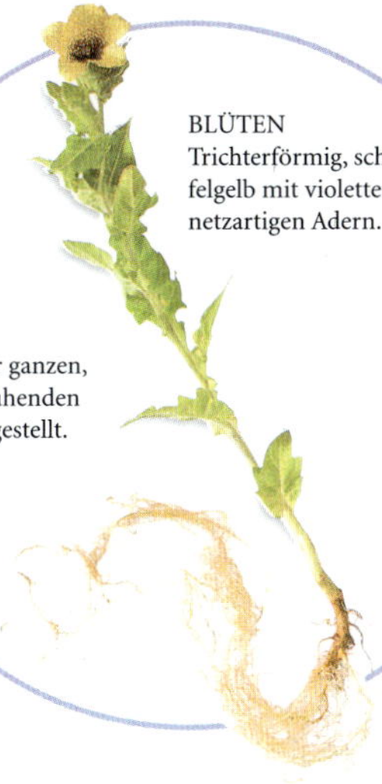

BLÜTEN
Trichterförmig, schwefelgelb mit violetten netzartigen Adern.

TINKTUR
wird aus der ganzen, frischen, blühenden Pflanze hergestellt.

WURZEL
wird ebenfalls zur Herstellung der Tinktur verwendet.

HAUPTWIRKUNG

- KRAMPFLÖSEND
- SEDIEREND
- MILDERT GEFÜHLE DER VERWIRRTHEIT, EIFERSUCHT UND PARANOIA

ZUBEREITUNG

- URTINKTUR wird aus der ganzen, frischen, blühenden Pflanze bereitet. Diese wird fein zerkleinert, zehn Tage in Alkohol gelegt, verdünnt und verschüttelt.

TIPP

- Als Massageöl lindert Hyoscyamus Nervenschmerzen und Polyarthritis.

INDIKATIONEN

● MORBUS PARKINSON
Wegen seiner krampflösenden Eigenschaften wird *Hyoscyamus* bei Muskelzittern, Zuckungen und Muskelsteifheit, wie sie in den Anfangsstadien von Morbus Parkinson vorkommen, eingesetzt.

● SCHLAGANFALL
Hyoscyamus hilft bei der Behandlung des Schlaganfalls mit Lähmungserscheinungen, der von Verwirrtheit und Verhaltensauffälligkeiten begleitet wird.

● PARANOIA
Das Mittel wird bei starker Paranoia und Eifersucht, bei Angst vor Enttäuschung oder gar Vergiftung und dem Gefühl, beobachtet zu werden, gegeben. Prämenstruelles Syndrom (PMS) und psychischer Stress können diese Symptome verschlimmern.

● SEDIERUNG
Durch seinen hohen Gehalt an dem sedierend wirkenden Alkaloid L-Hyoscyamin, das in der Schulmedizin Bestandteil eines präoperativen Anästhetikums ist, wirkt das Mittel beruhigend.

● WARNHINWEIS
Die Blätter können bei Berührung Hautreizungen verursachen. Innerlich angewandt, ist das Kraut hoch giftig.

Hypericum

Bei Depression ◆ Beugt Wundstarrkrampf vor

Wirksam in der Behandlung von Phantomschmerzen

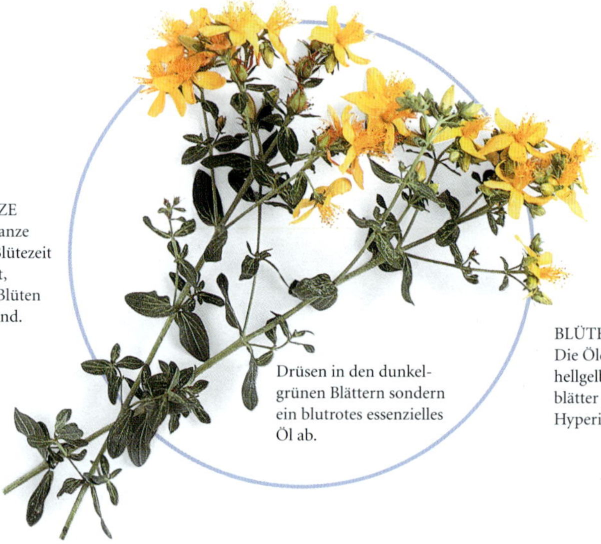

DIE GANZE frische Pflanze wird zur Blütezeit gesammelt, wenn die Blüten geöffnet sind.

Drüsen in den dunkelgrünen Blättern sondern ein blutrotes essenzielles Öl ab.

BLÜTEN Die Öldrüsen der hellgelben Blütenblätter enthalten Hypericin.

HAUPTWIRKUNG

- SCHMERZ LINDERND
- BERUHIGEND
- LINDERT ZAHNSCHMERZEN

ZUBEREITUNG

- URTINKTUR wird aus der ganzen, frischen, blühenden Pflanze gewonnen, indem sie zerkleinert und in Alkohol mazeriert wird.

ÜBRIGENS

- In der Phytotherapie werden mit einem Extrakt von Johanniskraut leichte bis mittelschwere Depressionen behandelt.

INDIKATIONEN

● DEPRESSION
Hypericum erfreut sich in der Homöopathie großer Beliebtheit. Es wird bei Schockzuständen, Ängsten oder Depressionen gegeben. Die Hypericum-Persönlichkeit ist übererregt, nervös oder vergesslich. Sie fühlt sich hoch in die Luft gehoben oder leidet unter Fallgefühl.

● VERLETZUNGEN
Die körperlichen Leitsymptome sind Verletzungen und Wunden, die schmerzhafter sind, als sie aussehen. Die Schmerzen sind stechend, manchmal an Stellen, die stark mit Nerven durchzogen sind, wie den Fingerspitzen oder den Wirbelenden. *Hypericum* kann sehr hilfreich bei Schmerzen nach Operationen, Unfall oder Stichwunden sein sowie bei Bissverletzungen durch Tiere. Es hilft, Wundstarrkrampf (Tetanus) vorzubeugen.

● PHANTOMSCHMERZEN
Das Mittel ist wirksam in der Behandlung von Amputationsschmerzen.

● ZAHNSCHMERZEN
Johanniskraut wird gegen Zahnschmerzen gegeben und hilft auch bei Schmerzen nach einem zahnmedizinischen Eingriff.

IGNATIA

Bei akutem Kummer ◆ Mildert psychischen Stress

Hilft bei Schlaflosigkeit

SAMEN DER IGNATIUS-BOHNE
Diese Samen sind durch das enthaltene Strychnin sehr bitter.

SAMENSCHALEN
Jede Samenschale enthält etwa zehn bis 20 Samen.

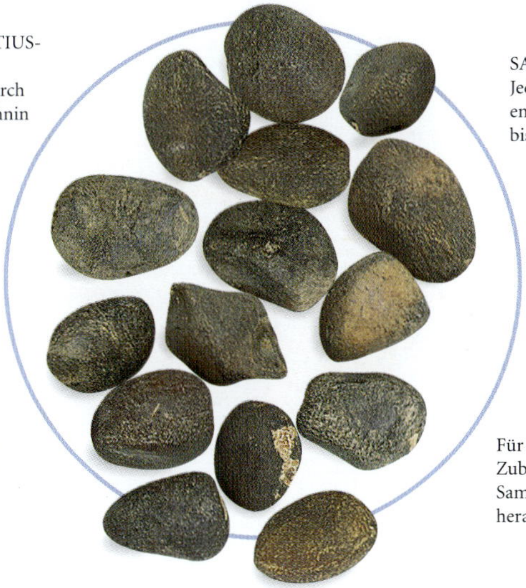

Die Pflanze ist in Ostindien, China und auf den Philippinen beheimatet.

Für die homöopathische Zubereitung werden die Samen aus den Schalen herausgelöst.

HAUPTWIRKUNG

- BERUHIGEND
- UNTERSTÜTZT DIE TRAUERARBEIT
- VERDAUUNGS-FÖRDERND
- LINDERT MENSTRU-ATIONSSTÖRUNGEN

ZUBEREITUNG

- URTINKTUR wird aus den getrockneten, reifen Samen gewonnen. Diese werden gemahlen und mindestens fünf Tage in Alkohol gelegt. Nach dem Filtrieren wird die Lösung verdünnt und verschüttelt.

INDIKATIONEN

● KUMMER
Ignatia wird zur Behandlung der unmittelbaren Folgen von Kummer eingesetzt. Besonders wirkungsvoll ist es bei Frauen, oft wird es nach einem Trauerfall oder dem Abbruch einer Beziehung gegeben.

● AMENORRHÖ
Ist das Ausbleiben der monatlichen Regelblutung eine Folge von psychischem Stress, kann *Ignatia* verschrieben werden.

● STRESS
Ignatia ist wirksam in der Behandlung von Krankheiten, die als Folge von psychischem Stress entstehen *(siehe oben)*. Dazu zählen: Kopfschmerzen, Nerventicks und -zuckungen, Verdauungsstörungen und Halsschmerzen.

● SCHLUCKAUF
Schluckauf in Verbindung mit psychischem Stress spricht gut auf *Ignatia* an.

● SCHLAFLOSIGKEIT
Das Mittel wird bei Schlaflosigkeit verschrieben, die von der Angst begleitet wird, nie wieder einschlafen zu können.

● WARNHINWEIS
Die Samen der Ignatiusbohne enthalten Strychnin, ein hoch wirksames Nervengift.

Kali. bich.

Hilft bei Schleimhautentzündungen ◆ Lindert Atemwegsbeschwerden ◆ Wird bei Polyarthritis eingesetzt

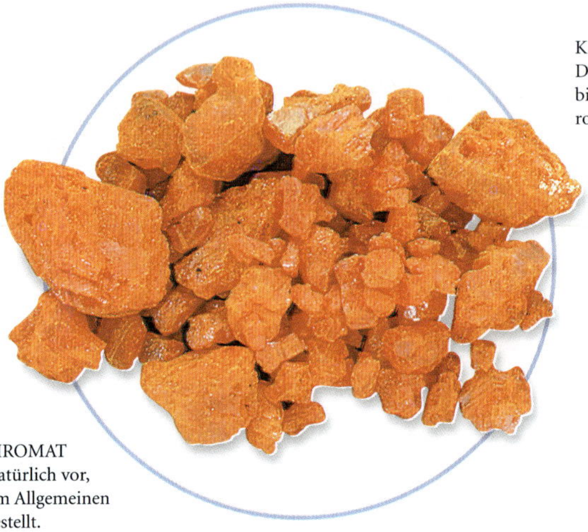

KRISTALLE Die Verbindung bildet orangerote Kristalle.

KALIUMDICHROMAT kommt nicht natürlich vor, sondern wird im Allgemeinen chemisch hergestellt.

HAUPTWIRKUNG

- ENTZÜNDUNGSHEMMEND
- FÖRDERT DIE HAUTHEILUNG
- BEKÄMPFT INFEKTIONEN
- SCHMERZ LINDERND

ZUBEREITUNG

- URTINKTUR wird aus den Kaliumdichromatkristallen chemisch hergestellt. Diese werden mit Milchzucker verrieben, bis sie wasserlöslich sind, und dann gefiltert, verdünnt und verschüttelt.

INDIKATIONEN

● ARTHRITIS
Kali. bich. wird bei Polyarthritis und anderen Formen von Gelenkschmerzen wie Rheumatismus verschrieben.

● NEBENHÖHLENENTZÜNDUNG
Das Mittel ist bei Nebenhöhlenentzündungen mit zähem Katarrh wirksam.

● CHRONISCHE SEROMUKÖSE MITTELOHRENTZÜNDUNG
Bei dieser Störung wird das Hörvermögen durch Ansammlung einer klebrigen Flüssigkeit beeinträchtigt. Bei gleichzeitigem Vorliegen dicken, fadenziehenden Schleims wird *Kali. bich.* verschrieben.

● ATEMBESCHWERDEN
Kali. bich. wird auch bei Atemwegsbeschwerden, die vor allem mit reichlichen katarrhalischen Absonderungen einhergehen, verschrieben.

● HAUTERKRANKUNGEN
Das Mittel wird zur Heilung von Geschwüren, Akne und anderen Hauterkrankungen gegeben, die mit Absonderungen oder brennenden Schmerzen einhergehen.

● WARNHINWEIS
Kaliumdichromat wirkt äußerst ätzend und korrosiv.

KALI. CARB.

Bei Nierenbeschwerden ◆ Hilft bei Keuchhusten und anderen Atemwegsentzündungen ◆ Lindert Schlaflosigkeit

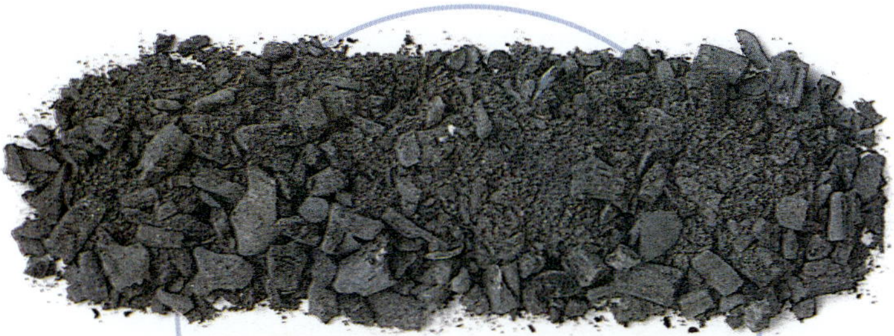

HOLZASCHE
Früher eine häufige Quelle für Kaliumcarbonat

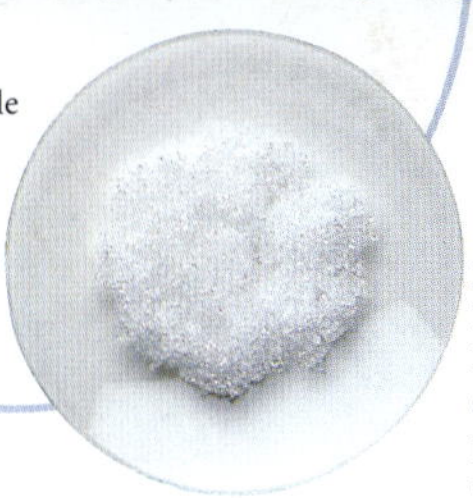

KALIUMCARBONAT
Diese geruchlose Kaliumverbindung ist ein starkes Alkali, das industriell genutzt wird.

HAUPTWIRKUNG

- SCHMERZ LINDERND
- ENTZÜNDUNGS-HEMMEND
- SCHLAF FÖRDERND
- BERUHIGEND
- BESSERT ARTHROSE

ZUBEREITUNG

- URTINKTUR wird aus Kaliumcarbonat, Pottasche, hergestellt. Die chemische Verbindung wird mit Milchzucker verrieben, bis sie wasserlöslich ist; die Lösung wird dann verdünnt und verschüttelt.

INDIKATIONEN

● HUSTEN & ERKÄLTUNGSKRANKHEITEN
Trockener, stoßweiser Husten mit Auswurf, Keuchhusten oder giemender Husten – sie lassen sich mit *Kali. carb.* behandeln.

● SCHLAFLOSIGKEIT
Schlaflosigkeit mit Ein- oder Durchschlafstörung wird mit *Kali. carb.* behandelt.

● ASTHMA
Kali. carb. wird Patienten verschrieben, die regelmäßig zwischen zwei und vier Uhr früh an Asthmaattacken mit starker anschließender Erschöpfung leiden.

● ARTHROSE
Kali. carb. ist eines von mehreren Mitteln, die bei Arthrose angezeigt sind.

● HERZKLOPFEN
Es wird bei Herzklopfen in Verbindung mit Atemstörungen gegeben.

● NIERENERKRANKUNGEN
Nierensteine oder andere Nierenerkrankungen werden mit diesem Mittel behandelt. Vor allem aber solche, die mit stechenden Schmerzen im Kreuz einhergehen.
Die Schmerzen können auf der linken Seite schlimmer sein. Generell hilft es bei Gelenk-, Rücken- oder Nierenschmerzen.

KALI. MUR.

Hauptmittel bei chronischem Katarrh ◆ Hilft bei Nasen- und Ohrenbeschwerden ◆ Unterstützend bei Krebs

KALIUMCHLORAT (SYLVIN)

WEISSE KRISTALLE

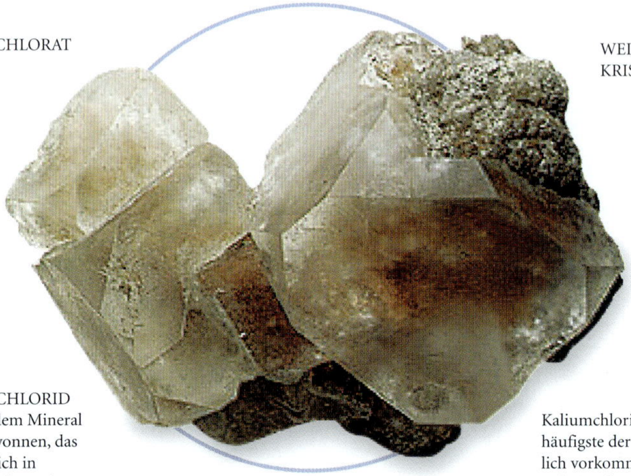

KALIUMCHLORID wird aus dem Mineral Sylvin gewonnen, das vornehmlich in Nordamerika und Deutschland vorkommt.

Kaliumchlorid ist das häufigste der natürlich vorkommenden Kaliumsalze.

HAUPTWIRKUNG

- ENTZÜNDUNGSHEMMEND
- ENTSTAUEND
- SCHMERZ LINDERND

ZUBEREITUNG

- SCHÜSSLERSALZ wird aus pulverisiertem Kaliumchlorid hergestellt und mit Milchzucker verrieben.

INDIKATIONEN

● KREBS
Kali. mur. unterstützt die Behandlung bei bösartigen Bindegewebsgeschwülsten und Tumoren im Rachenraum.

● NASENBESCHWERDEN
Eine verstopfte Nase mit reichlichem, weißlichem Katarrh und mit Nasenbluten wird mit *Kali. mur.* behandelt.

● OHREN
Das Mittel wirkt auf das Mittelohr bei Ohrenschmerzen, Schmerzen hinter den Ohren, Schnappgeräuschen, verlegter Eustachischer Röhre und möglicherweise Taubheit.

● MANDELENTZÜNDUNG
Kali. mur. ist ein wichtiges Mittel bei Mandelentzündung oder geschwollenen Rachenmandeln. Es wird auch bei chronischen Halsentzündungen mit katarrhalischen Borken im Rachen gegeben.

● ENTZÜNDUNG
Kali. mur. wird häufig bei Schleimhaut- oder Gelenkentzündungen verschrieben.

● GEMÜT
Die *Kalium-muriaticum*-Persönlichkeit ist meist optimistisch und arbeitet hart. Sie kann aber auch unter Stimmungsschwankungen leiden.

KREOSOTUM

Hilft bei Menstruationsstörungen ◆ Hauptmittel bei Schleimhauterkrankungen ◆ Bessert Candidose

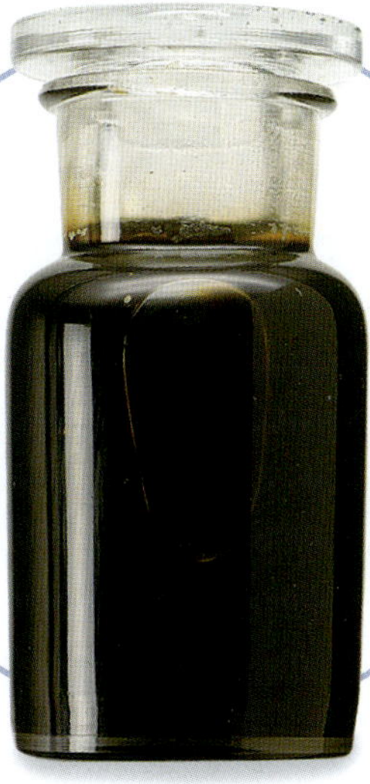

KREOSOT Destillat des Buchenholzteers.

DUNKLE, VISKOSE FLÜSSIG-KEIT

Der deutsche Chemiker und Naturphilosoph Carl Ludwig Freiherr von Reichenbach entdeckte im 19. Jahrhundert das Kreosot und führte es in die Medizin ein. Heute wird es jedoch nur noch von den Homöopathen genutzt.

TINKTUR wird aus in Alkohol gelöstem Kreosot hergestellt.

HAUPTWIRKUNG

- ENTZÜNDUNGS-HEMMEND
- LINDERND
- HILFT BEI BESTIMMTEN PSYCHISCHEN STÖRUNGEN
- HILFT BEI GYNÄKOLOGISCHEN STÖRUNGEN

ZUBEREITUNG

- URTINKTUR wird durch Destillation aus Buchenholzteer gewonnen. Das Destillat wird in Alkohol gelöst, verdünnt und verschüttelt.

INDIKATIONEN

● SCHLEIMHÄUTE

Das klassische Symptomenbild von *Kreosotum* sind entzündete, vereiterte Schleimhäute, die leicht bluten – vor allem in Scheide, Gebärmutter und Gebärmutterhals.

● CANDIDOSE

Kreosotum ist eines von mehreren Mitteln, die zur Behandlung der Candidose in Frage kommen.

● GEMÜT & ÄNGSTE

Die typische Kreosotum-Persönlichkeit ist reizbar, vergesslich, verdrießlich, nachts ruhelos und reagiert empfindlich auf Musik. Sie verweilt gern in der Vergangenheit, träumt von Geschlechtsverkehr und hat Angst vor Vergewaltigung.

● ABSONDERUNGEN

Das Mittel wird bei übel riechenden Absonderungen der Schleimhäute gegeben, die so scharf sind, dass sie die Haut reizen sowie Jucken und Schwellung verursachen. Es hilft auch in Fällen, in denen die Haut bei Kontakt mit dem Urin brennt.

● MENSTRUATION

Kreosotum kann bei speziellen Menstruationsstörungen wie Zwischenblutungen und starkem, übel riechendem Menstruationsfluss gegeben werden, der die Haut bei Kontakt reizt.

LACHESIS

Hilft bei Hitzewallungen ◆ Bewährt bei Kreislaufstörungen

Lindert Muskelkrämpfe und -zittern

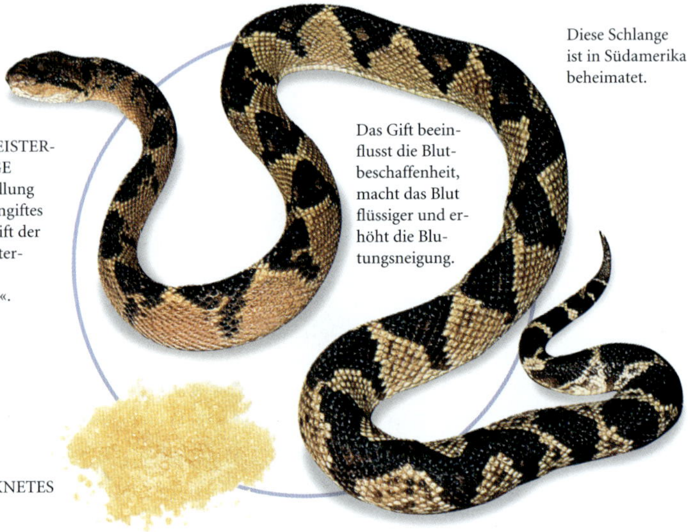

BUSCHMEISTER-SCHLANGE Zur Herstellung eines Gegengiftes wird das Gift der Buschmeister-schlange »gemolken«.

Das Gift beeinflusst die Blutbeschaffenheit, macht das Blut flüssiger und erhöht die Blutungsneigung.

Diese Schlange ist in Südamerika beheimatet.

GETROCKNETES GIFT

HAUPTWIRKUNG

- BEI LINKSSEITIGEN SYMPTOMEN
- BERUHIGEND
- SCHMERZ LINDERND
- KRAMPFLÖSEND

ZUBEREITUNG

- URTINKTUR wird aus dem frischen, schonend getrockneten Gift der Buschmeisterschlange gewonnen. Das Gift wird in Alkohol gelöst, die Mischung wiederholt verdünnt und verschüttelt.

INDIKATIONEN

● HITZEWALLUNGEN
Lachesis mildert Hitzewallungen während der Wechseljahre, bei Prämenstruellem Syndrom und bestimmten Nervenerkrankungen.

● ENERGIESTATUS
Der *Lachesis*-Patient hat einen stets schwankenden Energiestatus. Die Symptome entwickeln oder verschlimmern sich während des Schlafs.

● KREISLAUF
Kreislaufstörungen mit Blau- oder Violettfärbung von Gesicht, Ohren und Extremitäten lassen sich mit *Lachesis* behandeln. Es wird bei leicht blutenden Wunden und bei geschwollenen, blau-violetten Krampfadern und krampfenden Brustschmerzen verschrieben.

● FRAUENLEIDEN
Lachesis hilft bei Menstruationsschmerzen, auch mit Ohnmachtsanfällen sowie linksseitigen Kopfschmerzen oder heftigen, prämenstruellen Stimmungsschwankungen.

● MUSKELKRÄMPFE UND -ZITTERN
Lachesis wird bei Muskelkrämpfen, Muskelzittern und Gliederschwäche, multipler Sklerose, Fieber, Petit-mal-Epilepsie sowie Hirnschädigung nach Schlaganfall gegeben.

LEDUM

Hilft bei Gelenk- und rheumatischen Beschwerden

Notfallmittel ◆ Bei schmerzhaften Augenerkrankungen

GETROCKNETE TEILE

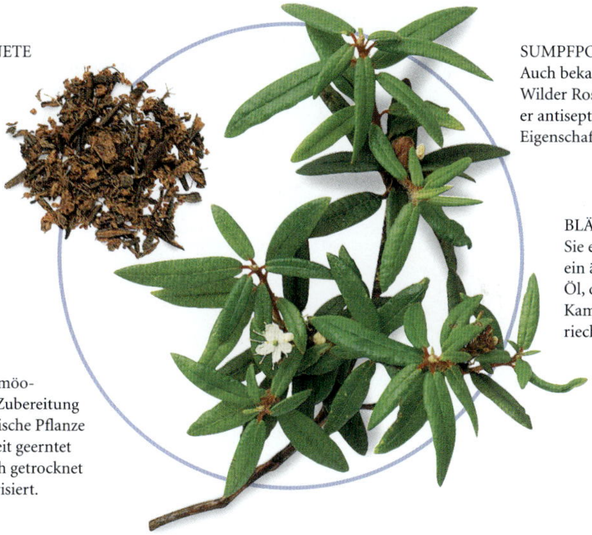

SUMPFPORST
Auch bekannt als Wilder Rosmarin, hat er antiseptische Eigenschaften.

BLÄTTER
Sie enthalten ein ätherisches Öl, das nach Kampfer riecht.

Für die homöopathische Zubereitung wird die frische Pflanze zur Blütezeit geerntet und danach getrocknet und pulverisiert.

HAUPTWIRKUNG

- DESINFIZIEREND
- STILLT BLUTUNGEN
- ENTZÜNDUNGSHEMMEND

ZUBEREITUNG

- URTINKTUR wird aus den zur Blütezeit geernteten Zweigspitzen gewonnen. Nach dem Trocknen werden sie in Alkohol mazeriert.

ÜBRIGENS

- Seine desinfizierenden Eigenschaften machten Sumpfporst in Skandinavien zum traditionellen Läusebekämpfungsmittel.

INDIKATIONEN

● ERSTE HILFE
Das Mittel gilt als Notfallmittel bei Schnitt- und Schurfwunden, bei Stichwunden und Insektenstichen sowie bei blauem Auge.

● GELENKSCHMERZEN
Rheumaschmerzen, die in den Füßen beginnen und aufwärts wandern, sprechen gut auf *Ledum* an. Ebenso steife, schmerzhafte Gelenke, die sich innerlich heiß anfühlen, obwohl sie bei Berührung kalt sind. Das Mittel wird bei Arthrose gegeben, wenn sich die Gelenke kalt anfühlen, geschwollen sind und bei Bewegung knacken. Bei Gelenkbeschwerden, die gut auf kalte Kompressen ansprechen, ist *Ledum* ebenfalls wirksam.

● AUGENBESCHWERDEN
Ledum hilft bei blauem Auge *(siehe oben)*, vor allem wenn dieses nur langsam heilt, und auch bei anderen Augenverletzungen. So stoppt es zum Beispiel nach Iridektomie (Entfernung von Teilen der Iris) Blutungen in die Augenkammer.

● INFEKTIONEN
Ledum beugt Infektionen an offenen Wunden vor, so etwa bei schweren Wunden mit Quetschungen, aufgequollener, bläulichvioletter Haut und stechenden Schmerzen.

LILIUM

Wird bei Angina pectoris und anderen Herzerkrankungen verschrieben ◆ Bei Frauenleiden ◆ Lindert Depression

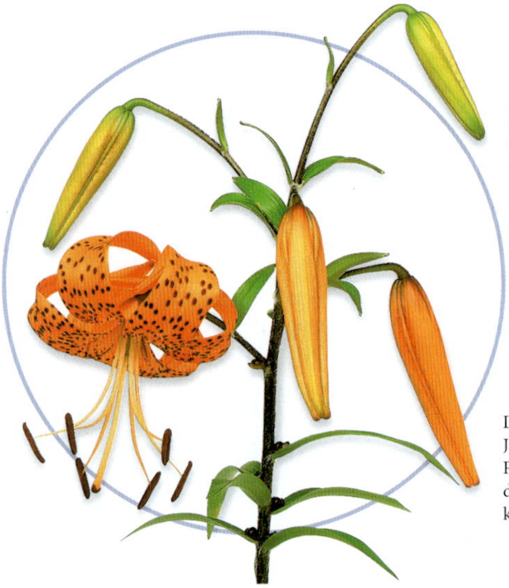

TIGERLILIE
Im Spätsommer bis Frühherbst blüht diese Lilie leuchtend orange.

Für die homöopathische Zubereitung wird die frische, blühende Pflanze verwendet.

BLÜTENBLÄTTER
Die zurückgerollten leuchtenden Blütenblätter sind deutlich gefleckt.

Diese in China und Japan beheimatete Pflanze wird nun auf der ganzen Welt kultiviert.

HAUPTWIRKUNG

- HILFT BEI HARNWEGSSTÖRUNGEN
- BERUHIGEND
- SCHMERZ LINDERND
- PSYCHISCH AUFBAUEND

ZUBEREITUNG

- URTINKTUR Verwendet werden die oberirdischen Teile der frischen Pflanze. Diese werden zerkleinert und mindestens zehn Tage in Alkohol mazeriert. Die Mischung wird dann gefiltert, verdünnt und verschüttelt.

INDIKATIONEN

● HARNWEGSERKRANKUNGEN
Lilium hilft bei Blasenentzündung mit brennenden, stechenden Schmerzen beim und nach dem Wasserlassen sowie fortwährendem Harndrang mit jeweils nur spärlichem Abgang.

● DEPRESSION
Ein Gefühl der Verzweiflung und die Suche nach religiöser Errettung sind charakteristisch für *Lilium*-Patienten. Sie haben Angst, eine unheilbare Krankheit zu bekommen.

● FRAUENLEIDEN
Störungen der Fortpflanzungsorgane, wie Gebärmuttervorfall, Jucken der Vulva und ein herabdrängendes Gefühl im Becken, lassen sich mit *Lilium* behandeln. Weitere Indikationen sind Uterusmyome, gutartige Gebärmuttergeschwülste sowie Eierstockschwellungen oder Regelschmerzen.

● ANGINA PECTORIS
Lilium hilft bei dem Gefühl, das Herz würde mit dem Schraubstock gepackt, sowie bei Herzklopfen und Schmerzen im rechten Arm, schnellem oder unregelmäßigem Puls, Kreislaufschwäche oder Herzklopfen während der Schwangerschaft.

LYCOPODIUM

Bewährt bei Harnwegs- und Prostataerkrankungen

Lindert Angst ◆ Hilft bei Verdauungsstörungen

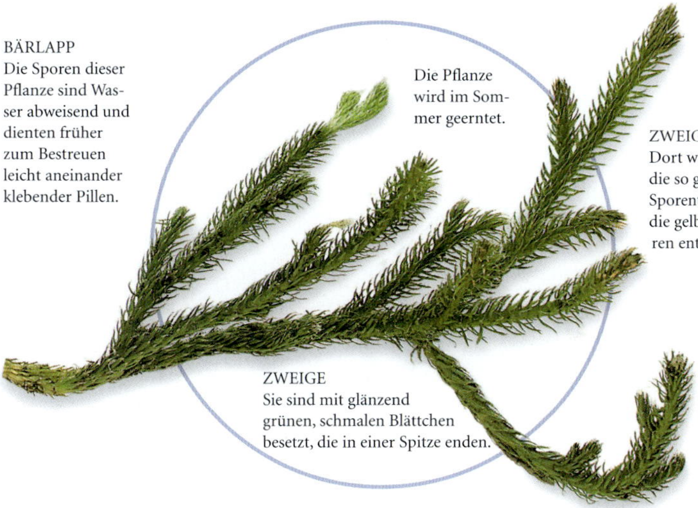

HAUPTWIRKUNG

- ANTIBAKTERIELL WIRKSAM
- SEDIEREND
- WEHRT INFEKTIONEN AB
- BERUHIGEND

ZUBEREITUNG

- URTINKTUR wird aus den Sporen bereitet. Dazu werden die Zweigenden mit den Sporenträgern im Sommer geschnitten. Die Sporen werden mindestens fünf Tage in Alkohol gelegt, dann gefiltert, verdünnt und verschüttelt.

INDIKATIONEN

● PROSTATA-BESCHWERDEN
Lycopodium wird bei vergrößerter Prostata verschrieben. Es wird auch gegeben, wenn der Harn auf Grund von Nierensteinen ein sandiges Sediment aufweist, und bei Herpes genitalis.

● ANGSTZUSTÄNDE
Dieses traditionell wegen seiner sedierenden Wirkung geschätzte Mittel wird Patienten mit Schlaflosigkeit, Sprechen und Lachen im Schlaf, Nachtangst und Angst vor dem Aufwachen gegeben. Erwartungsängste, wie Angst vor öffentlichen Reden, Prüfungsangst oder Lampenfieber, die oft zu Verdauungsstörungen führen, werden mit *Lycopodium* behandelt.

● MAGEN-DARM-ERKRANKUNGEN
Dieses Mittel wird bei Verdauungsstörungen gegeben, die psychisch bedingt sind, aber auch bei Übelkeit, Erbrechen, Verstopfung und blutenden Hämorrhoiden.

● ATEMWEGS-INFEKTIONEN
Trockener, schmerzhafter Kitzelhusten, brennende Brustschmerzen und eine schnelle, mühsame Atmung sprechen gut auf *Lycopodium* an. Dasselbe gilt für Halsentzündungen und starken Katarrh.

MAG. PHOS.

Bewährt bei Neuralgien ◆ Lindert Bauchschmerzen und Krämpfe ◆ Bei Kopf-, Zahn- und Ohrenschmerzen

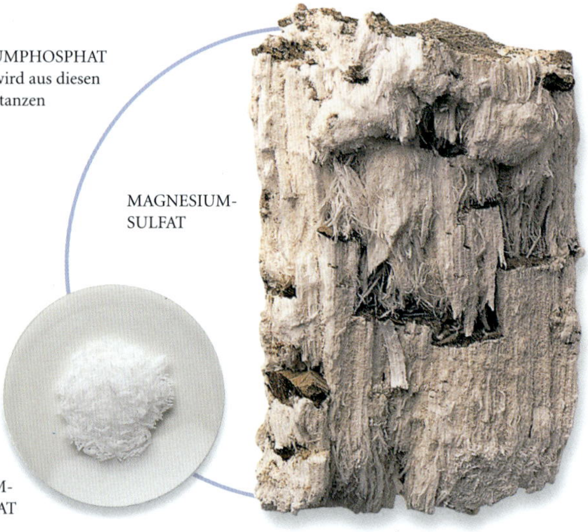

MAGNESIUMPHOSPHAT
Das Mittel wird aus diesen beiden Substanzen hergestellt.

MAGNESIUM-SULFAT

NATRIUM-PHOSPHAT

HAUPTWIRKUNG

- SCHMERZ LINDERND
- KRAMPFLÖSEND
- VORNEHMLICH BEI RECHTSSEITIGEN SCHMERZEN
- LINDERT MENSTRUATIONSKRÄMPFE
- HILFT BEI REIZKOLON

ZUBEREITUNG

- SCHÜSSLERSALZ
Eines der zwölf Gewebesalze, wird aus Magnesiumsulfat und Natriumphosphat hergestellt, die in Wasser miteinander vermischt werden und auskristallisieren. Die Kristalle werden mit Milchzucker verrieben.

INDIKATIONEN

● MENSTRUATIONSKRÄMPFE
Das Mittel wird für plötzlich während der Periode auftretende, krampfende und stechende Schmerzen im Unterbauch sowie bei Bauchkrämpfen, z. B. Reizkolon, verschrieben.

● OHRENSCHMERZEN
Das Mittel lindert krampfartige und stechende Schmerzen im Ohr, die speziell nach Aufenthalt in der kalten Luft auftreten.

● ZAHNSCHMERZEN
Ein dumpfer, klopfender Schmerz oder stechende Schmerzen, wie sie besonders beim zahnenden Säugling auftreten, lassen sich mit *Mag. phos.* behandeln.

● KOPFSCHMERZEN
Mag. phos. wird gegeben bei krampfartigen, stechenden Schmerzen auf der rechten Seite oder im Nacken sowie bei Schmerzen, die sich über den Kopf ausbreiten und sich um das rechte Auge herum festsetzen.

● KRÄMPFE
Das Mittel hilft bei plötzlich auftretenden Krämpfen in den Fingern, Armen, Handgelenken und Händen, wie sie beim Schreiben oder Musizieren auftreten. Es hilft bei steifen und schmerzenden Muskeln.

NAT. MUR.

Ein Frauenmittel ◆ Fördert die Verdauung

Lindert Kopfschmerzen und Migräne

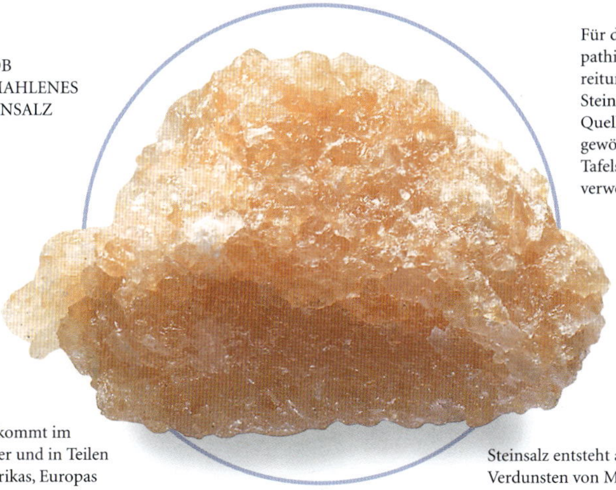

GROB GEMAHLENES STEINSALZ

Für die homöopathische Zubereitung wird Steinsalz, die Quelle unseres gewöhnlichen Tafelsalzes, verwendet.

Steinsalz kommt im Toten Meer und in Teilen Nordamerikas, Europas und Indiens vor.

Steinsalz entsteht auch beim Verdunsten von Meerwasser in Salinen.

HAUPTWIRKUNG

- HEILT MUNDGESCHWÜRE, ABSZESSE UND ZAHNFLEISCHBLUTEN
- LINDERT MENSTRUATIONSSTÖRUNGEN
- MILDERT HAUTERKRANKUNGEN

ZUBEREITUNG

- PULVER wird aus Steinsalz gewonnen, das in kochendem Wasser gelöst und dann filtriert wird und verdunstet. Das entstehende reine Natriumchlorid wird mit Milchzucker verrieben.

INDIKATIONEN

● KOPFSCHMERZEN
Das Mittel lindert hämmernde, berstende Kopfschmerzen und Migräne, die über den Augen sitzt bzw. mit Sehstörungen, z.B. Sehen von Zickzacklinien, einhergeht.

● VERDAUUNG
Nat. mur. wird bei Verstopfung mit harten, trockenen Stühlen gegeben, die kolikartige Schmerzen mit Übelkeit, Rückenschmerzen oder Afterblutungen verursachen.

● FRAUENLEIDEN
Nat. mur. hilft bei Müdigkeit, Ödemen und starken Kopfschmerzen um die Menstruation herum sowie bei Ausfluss, meist auf Grund von Vaginalsoor. Es hilft wirksam bei Vaginismus mit schmerzhaften Krämpfen beim Geschlechtsverkehr und wenn die Periode durch Kummer oder Schock ausbleibt.

● HAUTERKRANKUNGEN
Fettige Haut und Haare, Schuppen, Warzen, Furunkel, Psoriasis, Urticaria, Niednagel und Herpes im Gesicht sprechen gut auf *Nat. mur.* an.

● MUND- UND RACHENRAUM
Nat. mur. heilt Geschwüre im Mundraum, Zahnabszesse, Zahnfleischbluten und gesprungene Lippen.

NAT. SULPH.

Hilft bei Leberstörungen ◆ Bei Kopfsymptomen

Hauptmittel bei Asthma

NATRIUMSULFAT
Eines der wichtigsten Mineralsalze in vielen Mineralwässern.

Ein dicht schließender Korken verhindert das Verdampfen.

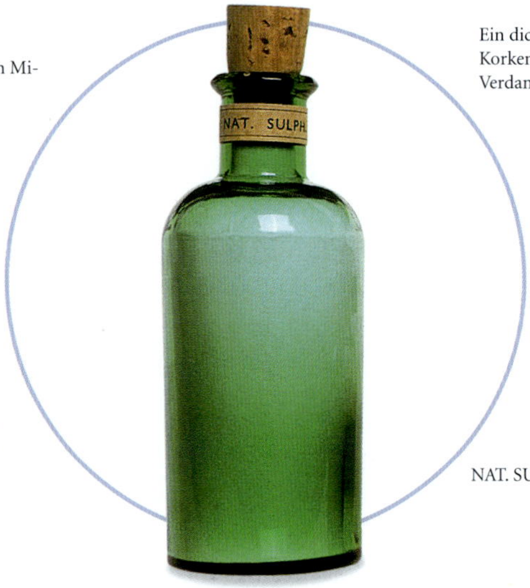

Das Mittel sollte in dunkelgrünen Glasflaschen aufbewahrt werden.

NAT. SULPH.

HAUPTWIRKUNG

- VERDAUUNGSFÖRDERND
- BESSERT DEPRESSIONEN
- LINDERT KOPFSCHMERZEN
- HILFT BEI HEPATITIS
- HILFT BEI GALLENSTEINEN

ZUBEREITUNG

- SCHÜSSLERSALZ wird aus Natriumsulfat, auch als Glaubersalz bekannt, hergestellt und mit Milchzucker verrieben.

INDIKATIONEN

● KOPFSCHMERZEN
Nat. sulph. hat eine starke Beziehung zu Kopfsymptomen, wie Kopfschmerzen nach Verletzungen oder mit verstärktem Speichelfluss oder Lichtempfindlichkeit.

● DEPRESSION
Das Mittel wird bei schwerer Depression oder bei schweren psychischen Veränderungen nach Kopfverletzungen, oft auch mit Selbstmordgedanken, verabreicht.

● GEMÜT
Der typische *Nat.-sulph.*-Patient ist ernsthaft, zurückhaltend, verantwortungsbewusst und arbeitsam, auf der anderen Seite jedoch höchst sensibel. Musik kann ihn zu Tränen rühren. Er fühlt sich von innigen, bindenden Beziehungen ausgeschlossen.

● ASTHMA
Es ist ein Hauptmittel für Asthma, das bei feuchter Witterung entsteht.

● LEBERSTÖRUNGEN
Probleme mit Leber, Verdauungstrakt, Gallenblase, Bauchspeicheldrüse und Milz lassen sich mit *Nat. sulph.* behandeln. Zu den Leberbeschwerden, die gut auf *Nat. sulph.* ansprechen, gehören Hepatitis und Gallensteine mit bitterem Aufstoßen, Koliken im Bauchraum und Gelbsucht.

OPIUM

Hilft bei Schlaflosigkeit ◆ Nach Schlaganfall
Zur Schockbehandlung

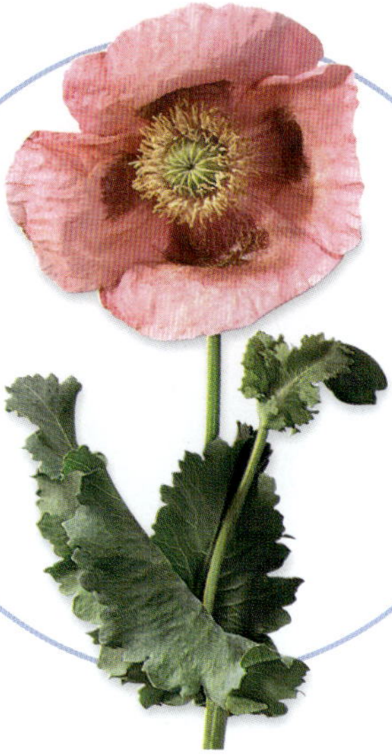

SCHLAFMOHN
Blütezeit ist von Spätsommer bis Frühherbst.

Der ursprünglich in Westasien beheimatete Schlafmohn wird heute in der ganzen Welt zu kommerziellen Zwecken kultiviert.

Die Pflanze hat fahl grüne, grob gezähnte Blätter und dicke Stängel.

SAMENKAPSELN
Sie enthalten einen Milchsaft, aus dem Opium gewonnen wird.

HAUPTWIRKUNG

- LINDERT VERSTOPFUNG
- BEWÄHRT BEI DELIRIUM TREMENS
- HILFT BEI NARKOLEPSIE
- UNTERSTÜTZT DEN ALKOHOLENTZUG

ZUBEREITUNG

- URTINKTUR wird aus dem Saft der unreifen grünen Samenkapseln hergestellt. Er wird getrocknet und in Alkohol gelöst.

ÜBRIGENS

- Morphin, das Hauptalkaloid des Opiums, findet als narkotisches Schmerzmittel in der Schulmedizin Anwendung.

INDIKATIONEN

● DELIRIUM TREMENS
Extreme Teilnahmslosigkeit oder Überempfindlichkeit, Muskelzittern oder Krampfanfälle – alles Folgen des Delirium tremens – werden mit *Opium* behandelt.

● SCHOCK & VERLETZUNG
Psychische Reaktionen auf Schock, großen Kummer oder Verletzung und auch körperliche Reaktionen wie zerebrale Krampfanfälle lassen sich durch *Opium* behandeln.

● SCHLAFLOSIGKEIT
Schlaflosigkeit, die Unfähigkeit, trotz Müdigkeit einzuschlafen, sowie kurze Anfälle übergroßer Benommenheit und Narkolepsie (krankhafte Schlafsucht) lassen sich mit *Opium* behandeln.

● VERSTOPFUNG
Neugeborene kann *Opium* von Verstopfung in Folge von Geburtsschock befreien. Kinder und Erwachsene werden ebenfalls mit dem Mittel behandelt.

● NACH SCHLAGANFALL
Mit dem Mittel behandelt man Gliederlähmung mit Trägheit und Stupor, wie sie auch als Schockreaktion auftreten kann, vielleicht mit kurzen Bewusstseinsausfällen. Es wird auch bei Hirnfolgeschäden eingesetzt.

PHOSPHORUS

Stillt starke Blutungen ◆ Hilft bei Kreislaufschwäche

Behandelt Atemwegsstörungen

PHOSPHOR
Dieser gelblich weiße feste Stoff leuchtet im Dunkeln und ist leicht entflammbar.

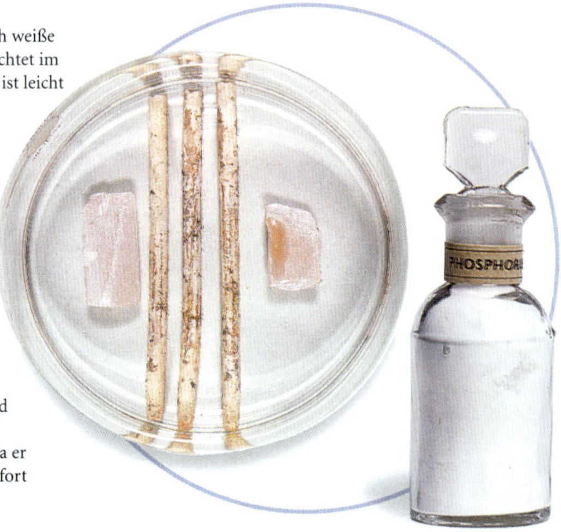

PHOSPHORUS
Starkes Zahnfleischbluten ist nur eines von zahlreichen Anwendungsgebieten des Homöopathikums.

Phosphor wird unter Wasser aufbewahrt, da er an der Luft sofort Feuer fängt.

HAUPTWIRKUNG

- BERUHIGEND
- HILFT BEI ASTHMA, BRONCHITIS UND LUNGENENTZÜNDUNG
- BESSERT KREISLAUF-STÖRUNGEN
- VERDAUUNGS-FÖRDERND

ZUBEREITUNG

- URTINKTUR wird aus weißem (= gelbem) Phosphor hergestellt. Dieser wird erst in Alkohol gelöst, gefiltert, dann verdünnt und verschüttelt.

INDIKATIONEN

● VERDAUUNGS-STÖRUNGEN
Phosphorus wird bei Verdauungsstörungen mit Blut im Stuhl gegeben, zudem bei Magengeschwüren, Magen-Darm-Entzündung, Lebensmittelvergiftung und stressbedingten Magenbeschwerden.

● BLUTUNGEN
Starker Regelfluss sowie Blutungen von Nase, Zahnfleisch und Magenschleimhaut werden mit *Phosphorus* behandelt.

● KREISLAUFSCHWÄCHE
Mit *Phosphorus* behandelt man die Folgen von Kreislaufschwäche, wie unregelmäßig auftretenden Blutandrang mit Hitzewallungen, Herzklopfen und Schwächegefühl mit schwachem Puls.

● ATEMWEGS-ERKRANKUNGEN
Das Mittel wird bei Atemwegsbeschwerden gegeben, die mit Ängsten einhergehen, und ist mit Engegefühl in der Brust auf Grund von Asthma, Bronchitis oder Lungenentzündung assoziiert. Zu den Symptomen gehören blutiger Auswurf, Halsweh, trockener Kitzelhusten und Brechwürgen.

● WARNHINWEIS
Weißer (gelber) Phosphor kann tödlich sein, da er hoch toxisch ist.

PHYTOLACCA

Hilft bei schmerzenden Brüsten ◆ Heilt Psoriasis ◆ Bewährt bei Drüsenfieber und anderen Drüsenerkrankungen

KERMESBEERE
Diese in Nordamerika beheimatete Pflanze ist auch im Mittelmeerraum heimisch gemacht worden.

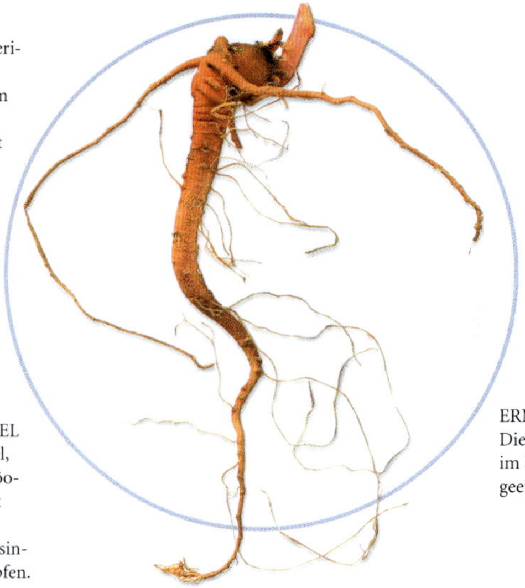

FRISCHE WURZEL
Die frische Wurzel, aus der das Homöopathikum bereitet wird, enthält Proteine, die Virusinfektionen bekämpfen.

ERNTE
Die Wurzel wird im Spätherbst geerntet.

HAUPTWIRKUNG

- ENTZÜNDUNGSHEMMEND
- SCHMERZ LINDERND
- WIRKSAM BEI MUMPS
- ERLEICHTERT ATEMBESCHWERDEN

ZUBEREITUNG

- URTINKTUR wird aus den frischen, im Herbst ausgegrabenen Wurzeln der amerikanischen Kermesbeere bereitet. Diese werden gut zerkleinert und in Alkohol mazeriert.

INDIKATIONEN

● BRUSTBESCHWERDEN
Phytolacca wird zur Behandlung von Zysten, die vor und während der Menstruation schmerzhaft und berührungsempfindlich sind, bei Brustgeschwüren und manchmal auch bei Brustkrebs verschrieben. *Phytolacca* ist wirksam bei Brustdrüsenentzündung mit Verhärtung, Brennen und Schmerzen in den Brüsten, die beim Stillen durch den ganzen Körper ausstrahlen.

● PSORIASIS
Phytolacca wird bei Psoriasis mit purpurfarbenen Hautläsionen verschrieben.

● DRÜSEN
Das Mittel wird bei Drüsenfieber und harten, entzündeten Halsdrüsen mit Schmerzen beim Schlucken gegeben. Auch entzündete Ohrspeicheldrüsen, etwa bei Mumps, sowie entzündete, schmerzende Mandeln von dunkelrotem Aussehen sprechen gut darauf an.

● ATMUNG
Bei beschwerlicher, beklommener und eingeschränkter Atmung mit Erstickungs- und Leeregefühl in der Brust wird *Phytolacca* gegeben.

● WARNHINWEIS
Diese Pflanze ist bei übermäßigem Genuss giftig.

PULSATILLA

Heilt Augeninfektionen ◆ Nützliches Mittel bei gynäkologischen Störungen ◆ Hilft bei Sinusitis

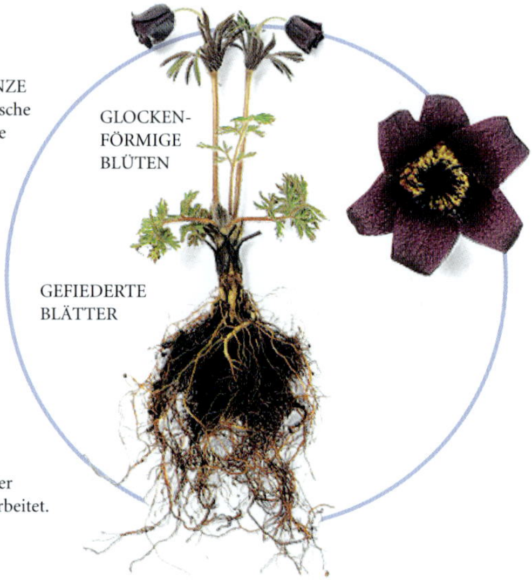

BLÜHENDE PFLANZE
Für die homöopathische Zubereitung wird die ganze, frische, blühende Pflanze zu Brei verarbeitet und der Saft ausgepresst.

BLÜTEN
Die Pflanze unterscheidet sich von den anderen Pulsatillaarten durch ihre schmaleren, purpurschwarzen Blüten.

WURZELN
Sie werden mit dem oberirdischen Teil der Pflanze zu Brei verarbeitet.

HAUPTWIRKUNG

- FIEBER SENKEND
- VERDAUUNGSFÖRDERND
- BESSERT HUSTEN UND ERKÄLTUNGSKRANKHEITEN
- LINDERT GRIPPE
- HILFT BEI PRÄMENSTRUELLEM SYNDROM

ZUBEREITUNG

- URTINKTUR wird aus den zur Blütezeit gesammelten, frischen ganzen Pflanzen bereitet. Die Pflanzenteile werden zerkleinert, in Alkohol mazeriert und dann verdünnt und verschüttelt.

INDIKATIONEN

● AUGENINFEKTIONEN
Einer römischen Legende zufolge ist die Küchen- oder Kuhschelle den Tränen der Venus entsprungen und wurde deshalb bei Weinerlichkeit eingesetzt. *Pulsatilla* hilft bei juckenden Augen und Bindehautentzündung.

● FRAUENLEIDEN
Pulsatilla wird bei kurzer, unregelmäßiger, später oder ausbleibender Regelblutung sowie bei starken Menstruationsschmerzen und PMS eingesetzt. Es wirkt auf die Gebärmuttermuskulatur und hilft, das Ungeborene während der Wehen aus der Steißlage zu drehen.

● SINUSITIS
Pulsatilla wird bei berührungsempfindlichen Nebenhöhlen mit stechenden Schmerzen verabreicht, die oben rechts im Gesicht einsetzen, meist aber rings umher wandern.

● HUSTEN & ERKÄLTUNG
Das Mittel hilft bei nassem, krampfartigem Husten mit Kurzatmigkeit, der beim Liegen auf der linken Seite schlimmer wird, und bei Grippe mit hohem Fieber.

● VERDAUUNGSSTÖRUNGEN
Pulsatilla hilft bei Erbrechen, Übelkeit, Magenverstimmung, Durchfall und Hämorrhoiden.

RHUS TOX.

Lindert Schmerzen der Skelettmuskulatur ◆ Heilt infizierte Haut ◆ Hilft bei weiteren schmerzhaften Hautbeschwerden

Die Blätter werden gesammelt, noch bevor die Pflanze blüht – zu einem Zeitpunkt, da das Gift am wirksamsten sein soll. Für die homöopathische Zubereitung werden die Blätter zu einem Brei zerstampft.

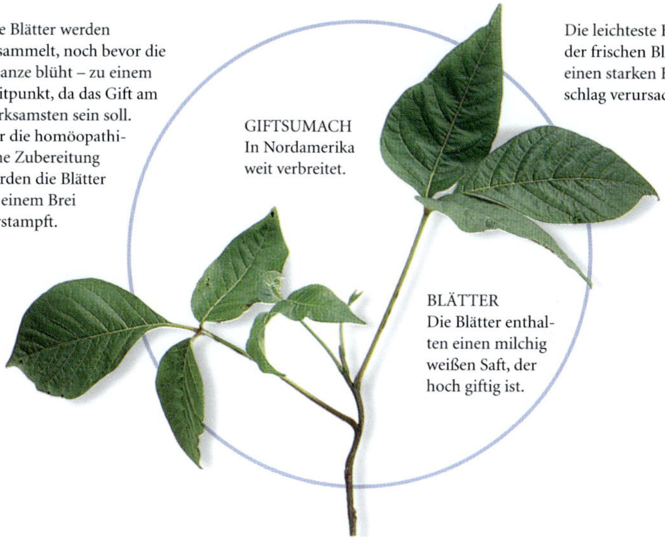

GIFTSUMACH
In Nordamerika weit verbreitet.

Die leichteste Berührung der frischen Blätter kann einen starken Hautausschlag verursachen.

BLÄTTER
Die Blätter enthalten einen milchig weißen Saft, der hoch giftig ist.

HAUPTWIRKUNG

- ENTZÜNDUNGSHEMMEND
- BEKÄMPFT INFEKTIONEN
- LINDERT ARTHRITISCHE SCHMERZEN
- BEWÄHRT BEI EKZEMEN UND ANDEREN HAUTERKRANKUNGEN

ZUBEREITUNG

- URTINKTUR wird aus den frischen, jungen Trieben mit Blättern bereitet, die bei Sonnenuntergang und noch vor der Blütezeit der Pflanze gesammelt werden. Sie werden zu Brei zerstampft und in Alkohol gelegt.

INDIKATIONEN

● GELENKE

Rhus tox. hat eine starke Beziehung zu den Gelenken, Bändern und Sehnen. Er wird sowohl bei chronischer Polyarthritis als auch bei Arthrose eingesetzt, außerdem bei Ischiasbeschwerden, Restless-leg-Syndrom, Krämpfen, Verstauchungen und Verrenkungen.

● HAUTINFEKTIONEN

Außerdem wirkt *Rhus tox.* besonders gut bei Hautinfektionen. Man behandelt damit Ekzeme und Hauterkrankungen wie Rosazea mit einsetzender Furunkelbildung. Infizierte Ekzeme können zu eitern beginnen. Der Störung kann eine Infektion zu Grunde liegen, oft bleibt die Ursache jedoch unbekannt.

● HAUTBESCHWERDEN

Das Homöopathikum ist hilfreich bei Hautausschlag bzw. -exanthemen mit Bläschenbildung und anschließend geröteter und geschwollener Haut, die häufig schuppig ist und abschilfert. Das Mittel wird bei Windpocken, Gürtelrose, Herpes und Windeldermatitis gegeben.

● WARNHINWEIS

Kontakt mit den Blättern des Giftsumachs verursacht Rötung, Schwellung und Bläschenbildung.

RUTA

Bei Überanstrengung der Augen ◆ Hilft bei Muskelbeschwerden ◆ Lindert Gelenkschmerzen

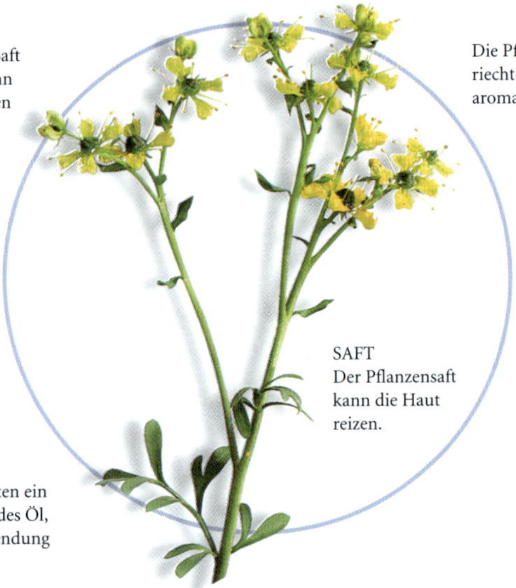

FRISCHE PFLANZE
Verwendet wird der Saft der frischen, zu Beginn der Blüte gesammelten oberirdischen Teile der Garten- oder Weinraute.

Die Pflanze riecht sehr aromatisch.

SAFT
Der Pflanzensaft kann die Haut reizen.

BLÄTTER
Die Blätter enthalten ein scharf schmeckendes Öl, das vielfach Verwendung findet.

HAUPTWIRKUNG

- BERUHIGEND
- SCHMERZ LINDERND
- HEILT ÜBERLASTETE, ÜBERDEHNTE MUSKELN
- MILDERT STEIFHEIT IN MUSKELN UND GELENKEN

ZUBEREITUNG

- URTINKTUR wird aus den frischen, zu Beginn der Blüte gesammelten oberirdischen Teilen bereitet. Diese werden fein zerkleinert und in Alkohol mazeriert.

INDIKATIONEN

● MENSTRUATION
Ruta wurde bereits bei den alten Griechen und Ägyptern zur Einleitung eines Schwangerschaftsabbruches und zur Stimulierung der Menstruation eingesetzt. Es hilft bei Menstruationsstörungen.

● MUSKELPROBLEME
Das Symptomenbild von *Ruta* ist charakterisiert durch Bindegewebsstörungen mit ausgeprägter Steifheit und Schmerzen in den Muskeln und Sehnen, oft in Folge von Verstauchungen oder Zerrungen, Verletzung oder Muskelüberanstrengung. Der Schmerz wird typischerweise als wund, zerschlagen oder drückend empfunden und geht mit Ruhelosigkeit einher. Das Mittel wird bei »Repetitive strain injury« (RSI, überlastungsbedingte schmerzhafte Bewegungseinschränkung der oberen Extremitäten) gegeben.

● AUGENBEHANDLUNG
Ruta wird bei Überanstrengung der Augen mit brennenden Schmerzen verschrieben.

● GELENKBESCHWERDEN
Das Mittel wird bei chronischer Arthritis, steifem oder schmerzendem Kreuz und bei Ischiasbeschwerden eingesetzt.

SEPIA

Bewährt bei Frauenleiden ◆ Lindert schmerzhafte Hauterkrankungen ◆ Verbessert die Blutzirkulation

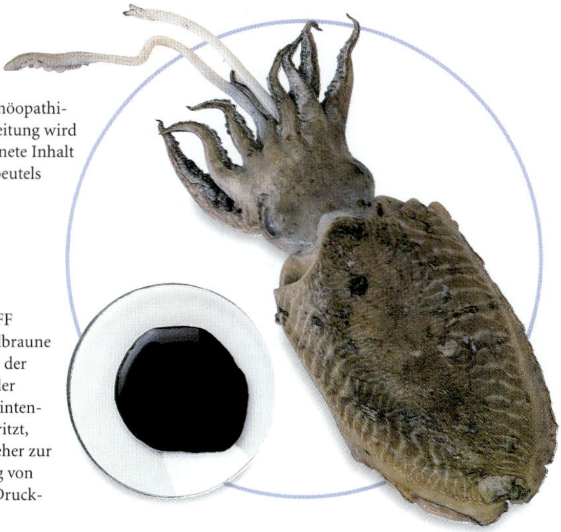

Für die homöopathische Zubereitung wird der getrocknete Inhalt des Tintenbeutels verwendet.

Der Tintenfisch verspritzt zu seiner Verteidigung die bräunlich schwarze Tinte.

FARBSTOFF
Das dunkelbraune Pigment in der Tinte, die der Gemeine Tintenfisch verspritzt, dient seit jeher zur Herstellung von Mal- und Druckfarbe.

HAUPTWIRKUNG

- SCHMERZ LINDERND
- BERUHIGEND
- GLEICHT HORMONELLES UNGLEICHGEWICHT AUS
- VERDAUUNGSFÖRDERND

ZUBEREITUNG

- **PULVER** wird aus der getrockneten und kristallisierten Tinte des Gemeinen Tintenfisches hergestellt. Diese wird dann mit Milchzucker verrieben.

INDIKATIONEN

● FRAUENLEIDEN
Mit *Sepia* werden Frauenleiden, wie Hormonstörungen, vor allem vor und während der Menstruation und während der Wechseljahre, behandelt. Es wird auch bei schwangerschaftsbedingten Beschwerden und Vaginalsoor verschrieben.

● VERDAUUNGSSTÖRUNGEN
Es hilft bei Magenverstimmung, Blähungen, Erbrechen, Übelkeit und Verstopfung.

● HAUTERKRANKUNGEN
Das Mittel wird bei juckender oder fahl aussehender Haut verschrieben sowie bei der Pigmentstörung Chloasma, die häufig während der Schwangerschaft vorkommt.

● KREISLAUFERKRANKUNGEN
Das Mittel wird bei Herzklopfen, Krampfadern und Hitzewallungen im Wechsel mit Kälteschauern gegeben.

● SCHMERZLINDERUNG
Sepia lindert Kopfschmerzen, die vornehmlich auf der linken Seite auftreten und mit Schwindel und Übelkeit einhergehen können sowie schmerzhafte Katarrhe und Zeichen psychischer und körperlicher Erschöpfung.

SILICEA

Kräftigt Knochen, Zähne, Haare und Nägel ◆ Fördert die Hautheilung ◆ Hilft bei Nahrungsmittelunverträglichkeiten

BERGKRISTALL
Zu sehen ist hier eine farblose Quarzvariante. Quarz ist eines der häufigsten Mineralien der Erdkruste und kommt überall auf der Welt vor.

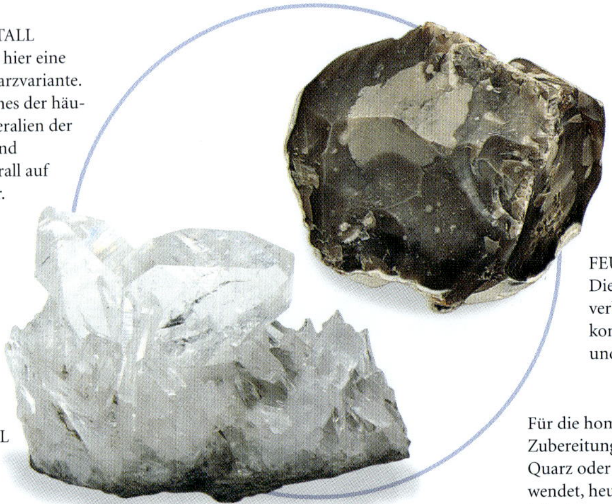

BERG-KRISTALL

FEUERSTEIN
Diese Siliciumverbindung ist kompakt, hart und fest.

Für die homöopathische Zubereitung wurde früher Quarz oder Feuerstein verwendet, heute wird das Mittel chemisch hergestellt.

HAUPTWIRKUNG

- HEILUNGSFÖRDERND
- KRÄFTIGEND
- SCHMERZ LINDERND
- BEKÄMPFT INFEKTIONEN
- UNTERSTÜTZT DIE AUSSTOSSUNG VON FREMDKÖRPERN AUS DER HAUT

ZUBEREITUNG

- URTINKTUR wird aus Siliciumdioxid hergestellt. Die Verbindung wird so lange mit Milchzucker verrieben, bis sie wasserlöslich ist. Die Mischung wird dann verdünnt und verschüttelt.

INDIKATIONEN

● KNOCHEN & ZÄHNE
Silicea fördert die Heilung brüchiger Knochen, hilft bei Rückgratverkrümmung, fördert die kindliche Skelettentwicklung und unterstützt schwieriges Zahnen.

● HAUT, HAARE, NÄGEL
Das Mittel heilt brüchige, verformte, infizierte Nägel und eingewachsene Zehennägel. Es hilft bei eiternden und schlecht heilenden Wunden, Abszessen, juckenden Narben und Akne.

● KOPFSCHMERZEN
Starke Kopfschmerzen, die vom Hinterkopf ausgehen und sich dann zur Stirn hin ausbreiten, mit Schwindel und Sehstörungen, werden mit *Silicea* behandelt.

● FREMDKÖRPER
Silicea unterstützt die Ausstoßung von Fremdkörpern wie Splitter aus der Haut.

● VERDAUUNGSSTÖRUNGEN
Das Mittel hilft bei schwachem Verdauungssystem mit Nahrungsmittelunverträglichkeiten.

● HUSTEN & ERKÄLTUNG
Silicea wird bei anhaltenden, wiederkehrenden Husten- und Erkältungskrankheiten sowie Ohren-, Nasen- und Racheninfektionen verschrieben.

DULCAMARA

Hilft bei Gelenkschmerzen ◆ Bewährt bei Heuschnupfen und Asthma ◆ Lindert Kopf- und Gesichtsschmerzen

BLÜTEN
Die purpurfarbenen Blüten stehen im Kontrast zu den gelben Staubbeuteln und werden nicht verwendet.

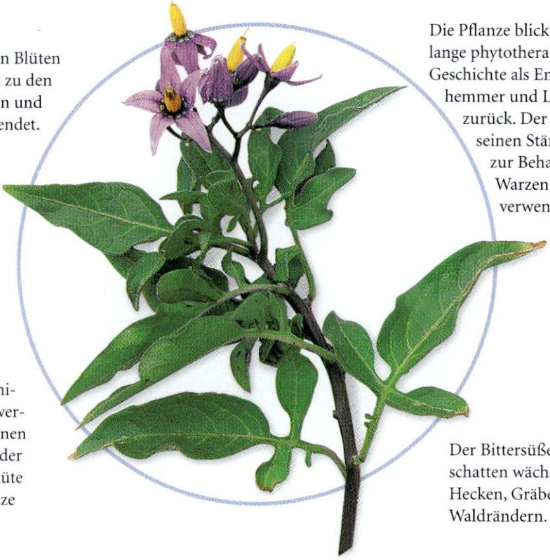

Die Pflanze blickt auf eine lange phytotherapeutische Geschichte als Entzündungshemmer und Lebertonikum zurück. Der Extrakt aus seinen Stängeln wurde zur Behandlung von Warzen und Ekzemen verwendet.

BLÄTTER
Für die homöopathische Zubereitung werden die jungen grünen Triebe und Blätter der frischen, vor der Blüte gesammelten Pflanze verwendet.

Der Bittersüße Nachtschatten wächst an Hecken, Gräben und Waldrändern.

HAUPTWIRKUNG

- GEGEN SCHMERZEN
- ENTZÜNDUNGSHEMMEND
- LINDERND
- ENTSTAUEND

ZUBEREITUNG

- URTINKTUR wird aus den frischen, grünen, vor der Blüte gesammelten jungen Trieben mit Blättern bereitet. Nach dem Zerkleinern werden die Pflanzenteile in Alkohol mazeriert.

INDIKATIONEN

● GELENKSCHMERZEN
Das Mittel lindert Gelenkschmerzen und -steifigkeit, die durch Feuchtigkeit schlimmer werden.

● DURCHFALL
Das Mittel wird bei Durchfall, auch mit blutigem Stuhl, verschrieben sowie bei Durchfall als Begleiterscheinung beim Zahnen.

● HAUTERKRANKUNGEN
Dulcamara fördert die Hautheilung und ist wirksam bei Verdickung der Oberhaut. Behandelt werden damit Ekzeme, Urticaria (Nesselausschlag), Warzen und Haut- und Nagelpilz (Tinea).

● HUSTEN & ERKÄLTUNG
Dulcamara hilft bei Lungenentzündung, Bronchitis, Husten und Erkältungskrankheiten mit Halsentzündung und Nackensteife.

● HEUSCHNUPFEN & ASTHMA
Es hilft bei verstopfter Nase, mühsamer Atmung mit Brustbeklemmung und tränenden Augen.

● KOPF- UND GESICHTSSCHMERZEN
Es lindert Neuralgien, wie sie z.B. bei Bell-Lähmung oder Nebenhöhlenentzündung vorliegen.

● WARNHINWEIS
Der Bittersüße Nachtschatten ist hoch giftig.

Spigelia

Bewährt bei neurologischen Störungen ◆ Bessert Arthritis

Hilft bei Angina pectoris und anderen Herzerkrankungen

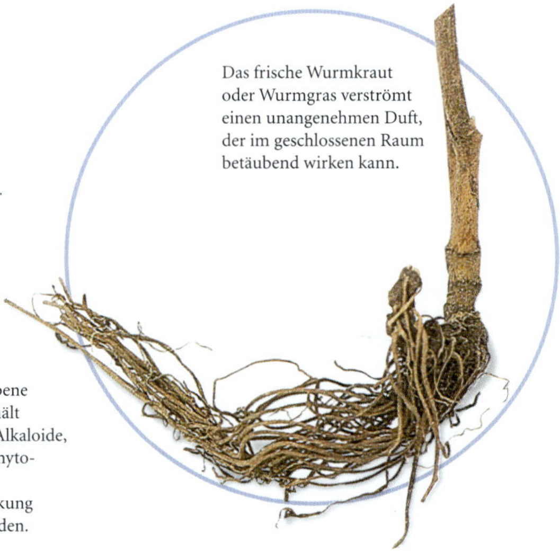

Das frische Wurmkraut oder Wurmgras verströmt einen unangenehmen Duft, der im geschlossenen Raum betäubend wirken kann.

WURZEL & KNOLLE
Die Wurzel wird im Herbst ausgegraben und dann für die phytotherapeutische Zubereitung getrocknet.

Wächst in Nord- und Südamerika sowie auf den Westindischen Inseln.

SPIGELIA
Die rosafarbene Wurzel enthält bestimmte Alkaloide, die in der Phytotherapie bei Herzerkrankung genutzt werden.

Hauptwirkung

- SCHMERZ LINDERND
- BERUHIGT HERZKLOPFEN
- VORNEHMLICH BEI BESCHWERDEN AUF DER LINKEN KÖRPERSEITE

Zubereitung

- URTINKTUR wird aus den getrockneten, oberirdischen Teilen hergestellt. Diese werden in Alkohol mazeriert.

Indikationen

● NERVENSYSTEM
Spigelia wird primär bei neurologischen Störungen eingesetzt, vor allem, wenn die Symptome vorwiegend auf der linken Körperseite lokalisiert sind und intensive, heftige Schmerzen vorliegen.

● SCHMERZLINDERUNG
Es wird bei Kopfschmerzen, Migräne, Nebenhöhlenentzündungen und neuralgischen und rheumatischen Schmerzen gegeben.

● HERZBESCHWERDEN
Spigelia hilft bei häufig auftretendem Herzklopfen, das stark ausgeprägt, sichtbar und hörbar ist, bei Herzgeräuschen oder Herzklappenerkrankungen sowie bei rheumatischen Herzbeschwerden.

● ANGINA PECTORIS
Spigelia wird auch bei Angina pectoris mit Beklemmungsgefühl und Schmerzen gegeben, die sich einen oder beide Arme hinunter, in die Brust und den Rachen hinauf ausbreiten.

● ARTHRITIS
Spigelia wird bei chronischer Polyarthritis zur Linderung der reißenden Schmerzen im Gelenkbereich verabreicht, die sich anfühlen, als würde man mit einem Messer an den Knochen entlang schaben.

ANTIMONIUM CRUD.

Heilt Haut- und Nagelerkrankungen ◆ Zur Behandlung von Verdauungsstörungen ◆ Lindert Gicht

ANTIMON
Das Metall wird aus den prismatischen Antimonit- oder Stibnitkristallen gewonnen.

ANTIMONITKRISTALLE
Sie sind undurchsichtig und glänzen metallisch.

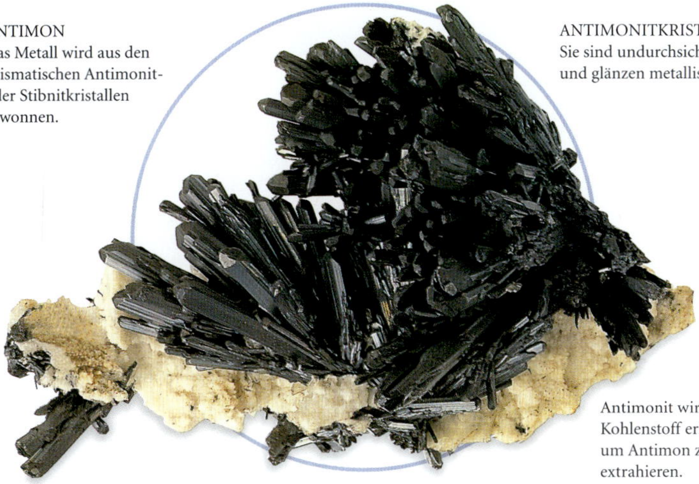

Antimonit wird mit Kohlenstoff erhitzt, um Antimon zu extrahieren.

HAUPTWIRKUNG

- BEKÄMPFT INFEKTIONEN
- ENTZÜNDUNGS-HEMMEND
- SCHMERZ LINDERND
- FIEBER SENKEND

ZUBEREITUNG

- URTINKTUR wird aus Antimonit gewonnen, das z.B. in Erz vorkommt. Das grauschwarze, glänzende, schwere und sehr feine Pulver ist löslich unter Erwärmen in Salzsäure. Antimon wird mit Milchzucker verrieben, verdünnt und verschüttelt.

INDIKATIONEN

● HAUTINFEKTIONEN
Hautausschlag am Rumpf, an Armen oder Beinen und juckender Ausschlag, der bei Wärme schlimmer wird, lassen sich mit *Antimonium crud.* behandeln.

● VERDAUUNGS-STÖRUNGEN
Das Mittel wird verschrieben bei Magenverstimmung mit Aufstoßen, Übelkeit und Erbrechen von Galle, vor allem bei Überessen und in der Schwangerschaft. Es wird Säuglingen gegeben, die die Muttermilch wieder erbrechen und nicht trinken wollen. Ebenfalls angezeigt bei Durchfall und Verstopfung.

● HAUT & NÄGEL
Damit behandelt man Schwielen, Warzen und Hühneraugen an den Händen, unter den Fingernägeln, auf der Fußsohle und an den Zehenspitzen sowie Nägel, die sich spalten.

● GICHT
Entzündete, gerötete Gelenke werden mit *Antimonium crud.* behandelt. Es lindert auch leichtes Fieber und Muskelverspannungen und -zuckungen.

● ZAHNSCHMERZEN
Es erleichtert anhaltenden, nagenden Zahnschmerz, der meist auf Grund von Zahnkaries entsteht und über den ganzen Kopf ausstrahlt.

NUX VOMICA

Hilft bei Schlaflosigkeit ◆ In der Schwangerschaft unbedenklich ◆ Bessert Verdauungsstörungen

GETROCKNETE SAMEN
In der kleinen, harten Fruchtschale befindet sich weiches, weißes und gallertartiges Fruchtfleisch, das blasse, knopfartige Samen enthält.

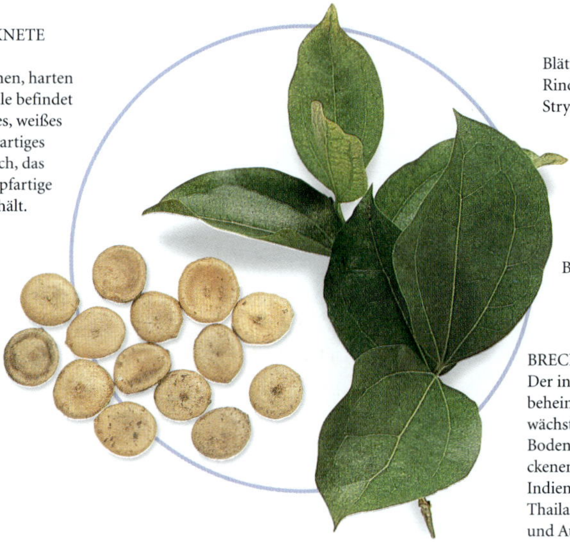

Blätter, Samen und Rinde enthalten Strychnin.

BLÄTTER

BRECHNUSS
Der in Südostasien beheimatete Baum wächst auf sandigem Boden in den trockenen Wäldern Indiens, Burmas, Thailands, Chinas und Australiens.

HAUPTWIRKUNG

- KRAMPFLÖSEND
- MILDERT REIZBARKEIT
- FIEBER SENKEND
- HILFT BEI PRÄMENSTRUELLEM SYNDROM

ZUBEREITUNG

- URTINKTUR Die getrockneten, reifen Samen werden mindestens fünf Tage in Alkohol gelegt. Die Lösung wird gefiltert, verdünnt und verschüttelt.

ÜBRIGENS

- Mit der Rinde behandelte man in Indien Cholera und in Nepal Menstruationsstörungen, Tollwut und Lähmungen.

INDIKATIONEN

● VERDAUUNGSSTÖRUNGEN
Das Mittel wird gegeben bei Magenverstimmung, Erbrechen mit schmerzhaftem Brechwürgen, Durchfall und Übelkeit mit Koliken.

● SCHLAFLOSIGKEIT
Schlaflosigkeit mit katerähnlichen Symptomen oder unterbrochener Schlaf mit großer Reizbarkeit werden mit *Nux vomica* behandelt.

● ERKÄLTUNG & GRIPPE
Symptome wie Katarrh, trockener Kitzelhusten, Kopfschmerzen, Fieber mit Schüttelfrost werden damit behandelt.

● FRAUENLEIDEN
Das Mittel hilft bei Blasenentzündung mit krampfartigen Schmerzen und häufigem Harndrang, bei Menstruationsproblemen und beim Prämenstruellen Syndrom mit heftigen Stimmungsschwankungen.

● SCHWANGERSCHAFTSBESCHWERDEN
Nux vomica lindert während der Schwangerschaft Müdigkeit, häufigen Harndrang, Taubheitsgefühl in den Armen, Krämpfe in den Beinen, Verstopfung und morgendliche Übelkeit.

● WARNHINWEIS
Brechnuss enthält das giftige Strychnin.

SULPHUR

Zur Behandlung von Impotenz ◆ Lindert Hauterkrankungen ◆ Hilft bei gynäkologischen Störungen

REINER SCHWEFEL

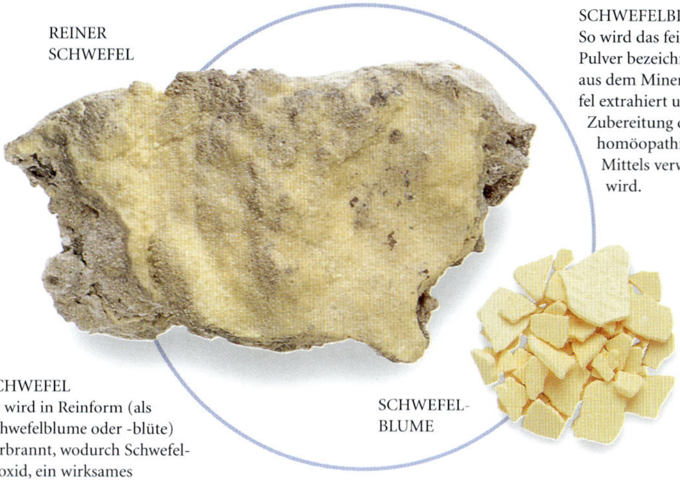

SCHWEFELBLUME
So wird das feine gelbe Pulver bezeichnet, das aus dem Mineral Schwefel extrahiert und für die Zubereitung des homöopathischen Mittels verwendet wird.

SCHWEFEL
Er wird in Reinform (als Schwefelblume oder -blüte) verbrannt, wodurch Schwefeldioxid, ein wirksames Desinfektionsmittel, entsteht.

SCHWEFELBLUME

HAUPTWIRKUNG

- ANTISEPTISCH
- ENTZÜNDUNGSHEMMEND
- VERDAUUNGSFÖRDERND
- LINDERT ATEMWEGSSTÖRUNGEN

ZUBEREITUNG

- URTINKTUR Dafür wird chemisch gereinigter Schwefel verwendet. Er wird fein verrieben und dann in einer Alkohol-Wasser-Mischung gelöst.

INDIKATIONEN

● VITALITÄT
Sulphur dient zur Steigerung der Vitalität und zur Ausheilung langwieriger Krankheiten.

● HAUTERKRANKUNGEN
Sulphur wird bei Windeldermatitis, Milchschorf, Akne, Psoriasis, Ekzem, Hautpilz (Tinea) und Krätze verwendet.

● FRAUENLEIDEN
Sulphur wird bei schmerzhafter oder unregelmäßiger Menstruation gegeben. Es lindert Kopfschmerzen, Reizbarkeit und Schlaflosigkeit bei PMS sowie Hitzewallungen, Schwindel und Schweißausbrüche während der Wechseljahre. Man behandelt damit auch Vaginalsoor.

● MÄNNERLEIDEN
Sulphur wird bei Impotenz oder Erektionsstörungen mit starken Schmerzen im Penis verschrieben. Es hilft auch bei einer Entzündung des Penis oder der Prostata.

● VERDAUUNGSSTÖRUNGEN
Das Mittel hilft bei Aufgedunsenheit, Aufstoßen, Magenverstimmung, Blähungen, Erbrechen und Durchfall.

● ATEMWEGSSTÖRUNGEN
Sulphur hilft bei Husten und Erkältungen.

TARANTULA

Hilft bei Multipler Sklerose ◆ Bei gynäkologischen Störungen ◆ Zur Behandlung von Herzbeschwerden

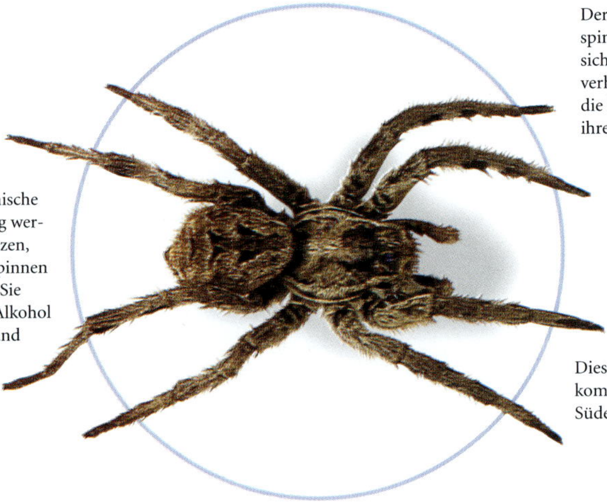

Für die homöopathische Zubereitung werden die ganzen, lebenden Spinnen verwendet. Sie werden in Alkohol mazeriert und gelöst.

Der Name »Wolfsspinne« bezieht sich auf ihr Jagdverhalten, denn die Spinne jagt ihre Beute.

Diese Spinnenart kommt in Südeuropa vor.

HAUPTWIRKUNG

- KRAMPFLÖSEND
- PSYCHISCH BERUHIGEND
- ZUR BEHANDLUNG VON BLASENENTZÜNDUNG
- BEI ANGINA PECTORIS

ZUBEREITUNG

- URTINKTUR wird aus den im Mittelmeergebiet heimischen Wolfsspinnen hergestellt. Diese werden in Alkohol mazeriert und aufgelöst. Die Lösung wird verdünnt und verschüttelt.

INDIKATIONEN

● UNRUHE DER EXTREMITÄTEN
Das Mittel kann bei stetem Rucken und Zittern der Hände und Beine, willkürlich und unberechenbar, wie sie bei Multipler Sklerose vorliegen, gegeben werden. Ihren Namen verdankt die Spinne einer neurologischen Störung, dem Tarantismus, die mit wilden, unkontrollierbaren Körperbewegungen einhergeht.

● HERZERKRANKUNG
Mit *Tarantula* behandelt man Angina pectoris und andere Herzerkrankungen, die mit Körperzittern und plötzlichem heftigem Herzklopfen einhergehen. Es wird auch bei unregelmäßigem Puls gegeben.

● STIMMUNGSSCHWANKUNGEN
Plötzliche Stimmungswechsel, Launenhaftigkeit oder Gewalttätigkeit und Zerstörungswut lassen sich damit beruhigen.

● FRAUENLEIDEN
Das Mittel wird bei starkem Vulvajucken oder bei heißer, trockener und rauer Vagina gegeben.

● BLASENENTZÜNDUNG
Tarantula lindert ein intensives Stechen und Brennen beim Wasserlassen, kontrolliert häufigen Harndrang sowie Inkontinenz beim Lachen oder Husten.

ANTIMONIUM TART.

Heilt Hauterkrankungen einschließlich Windpocken

Lindert Erschöpfungszustände ◆ Hilft bei Übelkeit

Alchimisten nannten diese Substanz auch Tartarus emeticus bzw. Brechweinstein – sie wurde traditionell als wirksames Brechmittel verschrieben.

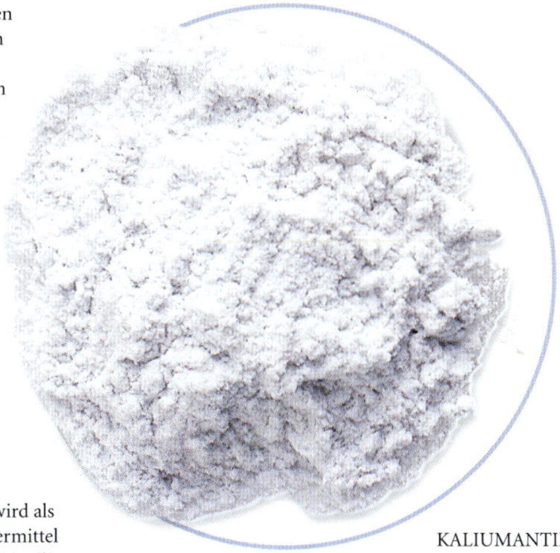

KALIUMANTIMONOTARTRAT
Diese Verbindung wird als Insektizid und Fixiermittel zum Einfärben von Textilien und Leder verwendet.

KALIUMANTIMONOTARTRAT-PUDER UND MILCHZUCKER

HAUPTWIRKUNG

- LINDERT ERSCHÖPFUNG
- SCHMERZ LINDERND
- ERLEICHTERT DIE ATMUNG
- HEILT HAUTERKRANKUNGEN

ZUBEREITUNG

- URTINKTUR wird durch Verreiben von Kaliumantimonotartrat mit Milchzucker hergestellt. Anschließend wird die Mischung verdünnt und verschüttelt.

INDIKATIONEN

● ÜBELKEIT
Diese als »König der Abführmittel« bekannte Substanz führt starkes Erbrechen herbei. Das Mittel behandelt anhaltende Übelkeit mit Zittern, Schwäche und Ohnmacht.

● HAUTERKRANKUNGEN
Antimonium tart. wird bei Akne und Eitergrind eingesetzt. Auch Warzen lassen sich damit wirksam behandeln.

● ERSCHÖPFUNG
Es wird allgemein bei kräftezehrenden Erkrankungen verabreicht.

● ATMUNG
Antimonium tart. wird bei schweren Atemwegsinfektionen oder chronischer Bronchitis sowie Keuchhusten gegeben.

● WINDPOCKEN
Mit *Antimonium tart.* behandelt man Windpocken, die mit Atemwegs- und Verdauungsbeschwerden einhergehen.

● KOPFSCHMERZEN
Das Mittel ist wirksam bei Kopfschmerzen mit dem Gefühl, ein Band schnürt die Stirn ein, oft einhergehend mit Abgeschlagenheit und dem Verlangen, die Augen zu schließen.

● WARNHINWEIS
Die Kristalle von Kaliumantimonotartrat sind giftig.

Thuja

Beschwerden im Urogenitalbereich ◆ Bei Katarrh und Sinusitis ◆ Heilt schmerzhafte Hauterkrankungen

FRISCHE PFLANZE
Für die homöopathische Zubereitung werden die aromatischen Blätter und Zweige zu einem Brei gestampft. Phytotherapeutisch lassen sie sich zu einer Rheumacreme verarbeiten.

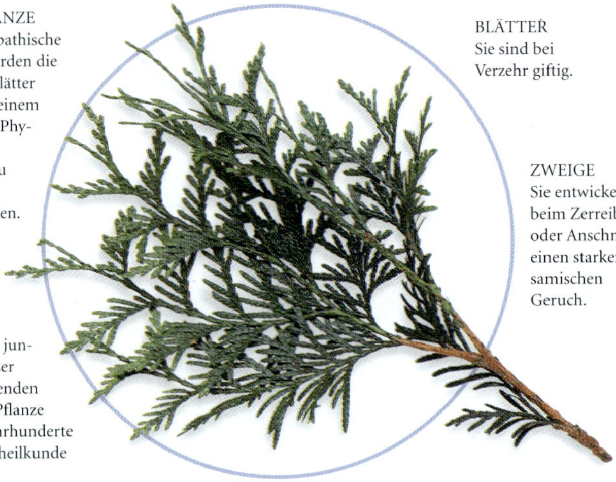

BLÄTTER
Sie sind bei Verzehr giftig.

ZWEIGE
Sie entwickeln beim Zerreiben oder Anschneiden einen starken balsamischen Geruch.

Die Blätter und jungen Zweige dieser langsam wachsenden immergrünen Pflanze fanden über Jahrhunderte in der Pflanzenheilkunde Verwendung.

HAUPTWIRKUNG

- SCHMERZ LINDERND
- ENTZÜNDUNGSHEMMEND
- UNTERSTÜTZT DIE HEILUNG

ZUBEREITUNG

- URTINKTUR wird aus den frischen, einjährigen Zweigen hergestellt. Diese werden gut zerkleinert und in Alkohol gelegt.

ÜBRIGENS

- Die Indianer verbrannten *Thuja* (Orientalischer Lebensbaum) wegen seines Räucherdufts, um böse Geister fern zu halten.

INDIKATIONEN

● KOPFSCHMERZEN
Mit dem Mittel behandelt man Neuralgien infolge von Erschöpfungszuständen, Stress und Übererregtheit oder Zahnfleischentzündung, Zahnkaries oder einer Nebenhöhleninfektion.

● HAUTERKRANKUNGEN
Thuja wird zur Warzenbehandlung eingesetzt, bei schuppender, juckender Haut sowie braunen »Altersflecken«, weiterhin bei gefurchten, weichen oder verformten Nägeln.

● MENSTRUATION
Thuja hilft bei zu frühem oder spärlichem Regelfluss, Menstruationsschmerzen im linken Eierstock und bei Eierstockzysten.

● KATARRH & SINUSITIS
Thuja wird bei chronischen Nebenhöhlen- und Atemwegserkrankungen, meist mit Katarrh, sowie Asthma gegeben.

● HARNWEGSSTÖRUNGEN
Thuja hilft bei geschwollener, entzündeter Harnröhre, auch mit Inkontinenz oder unter Mitbeteiligung der Prostata.

● GESCHLECHTSORGANE
Thuja wird u. a. zur Behandlung von Ausfluss, Geschwüren im Genitalbereich und Gebärmutterpolypen gegeben.

GLONOINUM

Lindert Wechseljahresbeschwerden ◆ Reguliert die Blutzirkulation ◆ Bewährt bei alten Menschen

Es reguliert den Blutkreislauf stark und wird in der Schulmedizin zur Behandlung von Angina pectoris verwendet.

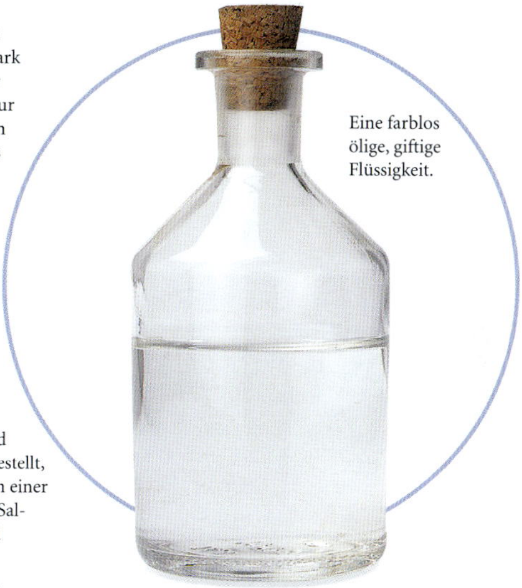

Eine farblos ölige, giftige Flüssigkeit.

Das Mittel wird chemisch hergestellt, indem Glyzerin einer Mischung aus Salpetersäure und Schwefelsäure zugesetzt wird.

HAUPTWIRKUNG

- BLUTDRUCK SENKEND
- LINDERT BLUTWALLUNGEN
- ZUR BEHANDLUNG VON ERSCHÖPFUNG
- WIRD BEI KOPFSCHMERZEN VERSCHRIEBEN

ZUBEREITUNG

- URTINKTUR wird aus Nitroglyzerin hergestellt, das mit 96-prozentigem Ethanol gemischt wird. Die Lösung wird verdünnt und verschüttelt.

INDIKATIONEN

● BLUTDRUCK
Glonoinum wird bei Bluthochdruck verschrieben. Es ist ein besonders wertvolles Mittel bei der Behandlung alter Menschen.

● BLUTZIRKULATION
Am wirksamsten ist *Glonoinum* in der Behandlung von Unregelmäßigkeiten der Blutzirkulation zwischen Kopf und Herz.

● BLUTWALLUNGEN
Das Mittel wird verschrieben, wenn es durch eine verstärkte Blutzufuhr, ähnlich wie beim Hitzschlag, zu Blutwallungen zum Kopf kommt, die in Wellen zum Gehirn ansteigen und zu starken Kopfschmerzen führen *(siehe unten)*. *Glonoinum* wird auch bei Hitzewallungen während der Wechseljahre gegeben.

● KOPFSCHMERZEN
Glonoinum wird bei Kopfschmerzen mit einem berstenden »Völlegefühl« im Kopf verschrieben. Damit einhergehen können Verwirrtheit und der Drang, den Kopf zu halten und zu drücken.

● ERSCHÖPFUNG
Das Mittel wird bei Hitzeerschöpfung gegeben, die mit klopfenden, berstenden Kopfschmerzen, schweißiger Haut und einem heißen Gesicht einhergeht.

URTICA URENS

Lindert brennende, schmerzhafte Hautbeschwerden ◆ Hilft bei Verbrennungen und Verbrühungen ◆ Bei Nasenbluten

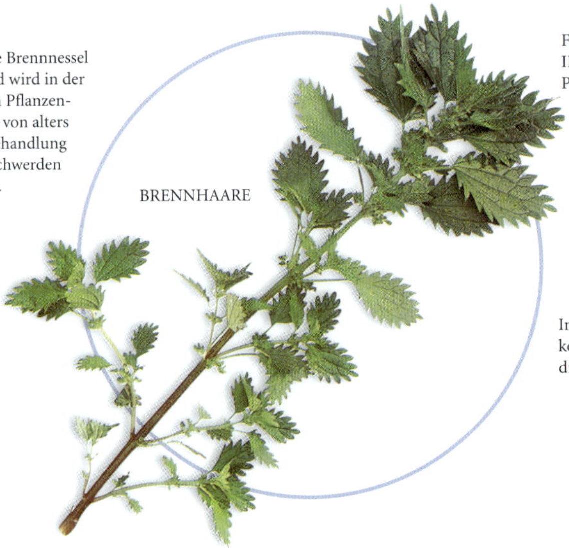

Die Kleine Brennnessel wurde und wird in der westlichen Pflanzenheilkunde von alters her zur Behandlung vieler Beschwerden eingesetzt.

FRISCHE OBERIRDISCHE PFLANZENTEILE

In den Blättern konzentrieren sich die Nährstoffe.

HAUPTWIRKUNG

- LINDERT MENSTRUATIONSSCHMERZEN
- BESSERT ALLERGIEN
- BERUHIGT GEREIZTE HAUT

ZUBEREITUNG

- URTINKTUR wird aus dem frischen, blühenden Kraut bereitet. Dieses wird zerkleinert und in Alkohol angesetzt.

ÜBRIGENS

- Die Kleine Brennnessel wird in der westlichen Pflanzenheilkunde seit alters für viele Beschwerden eingesetzt.

INDIKATIONEN

● URTICARIA
Urtica urens lindert die roten, brennenden und stechenden Hauteruptionen. Der Hautausschlag kann geschwollen sein oder jucken, die Symptome werden oft durch Wärme, Baden oder anstrengende körperliche Betätigung verschlimmert. Der Juckreiz ist meist morgens beim Aufstehen schlimmer.

● BLUTUNGEN
Im 1. Jh. n. Chr. machte der griechische Arzt Dioscorides die Kleine Brennnessel und ihre Verwandte, *Urtica dioica,* als Mittel gegen Nasenbluten und als Regulans bei verzögerter Menstruation bekannt. Das Homöopathikum fördert die Heilung bei eiternden Wunden.

● HAUTERKRANKUNGEN
Urtica urens hilft bei Bläschen bildendem, brennendem, stechendem, gerötetem und allergischem Ausschlag durch Insektenbisse oder -stiche, den Genuss von Schalentieren oder durch Kontakt mit bestimmten Pflanzen.

● VERBRENNUNGEN & VERBRÜHUNGEN
Mit *Urtica urens* werden Verbrennungen und Verbrühungen behandelt, die mit Hautrötung und Bläschenbildung einhergehen.

VERATRUM ALB.

Bei Kreislaufversagen ◆ Hilft bei Erbrechen, Übelkeit und Durchfall ◆ Zur Behandlung von Cholera

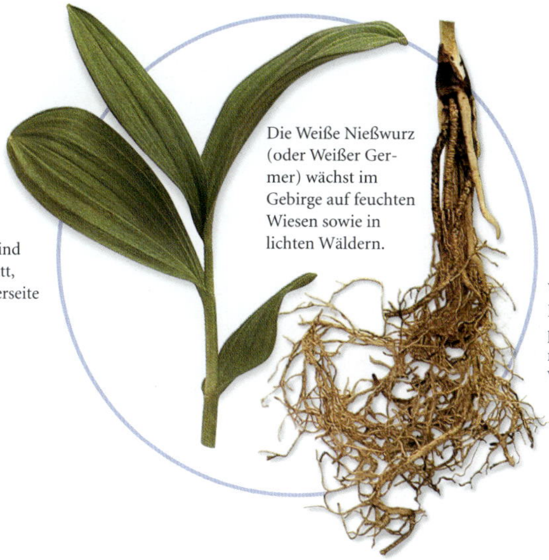

Die Weiße Nießwurz (oder Weißer Germer) wächst im Gebirge auf feuchten Wiesen sowie in lichten Wäldern.

BLÄTTER sind oberseits glatt, auf der Unterseite behaart.

WURZELSTOCK Für die homöopathische Zubereitung wird der Wurzelstock im Herbst ausgegraben und getrocknet.

HAUPTWIRKUNG

- KRAMPFLÖSEND
- UNBEDENKLICH IN DER SCHWANGERSCHAFT
- ZUR BEHANDLUNG VON PSYCHISCHEN TRAUMATA
- HILFT BEI VERDAUUNGSBESCHWERDEN

ZUBEREITUNG

- URTINKTUR wird aus dem vorsichtig getrockneten Wurzelstock mit daran hängenden Wurzeln bereitet. Dieser wird pulverisiert und in Alkohol mazeriert.

INDIKATIONEN

● DURCHFALL

Zusammen mit *Camphora* wurde *Veratrum album* im 19. Jahrhundert erfolgreich zur Behandlung der Choleraepidemie in Europa eingesetzt und trug zu Hahnemanns Ruhm bei. Mit dem Mittel wird heute schwerer Durchfall behandelt, möglicherweise mit Erbrechen oder schmerzhaften Krämpfen, auf Grund von Cholera, Dysenterie, Magen-Darm-Entzündung oder anderen Darmerkrankungen.

● GEMÜT

Es ist angezeigt bei Verhaltensstörungen, wie Hyperaktivität bei Kindern, Unsicherheit bei Erwachsenen oder psychischen Störungen nach Trauma oder Entbindung.

● ERBRECHEN & ÜBELKEIT

Veratrum album hilft bei starkem Erbrechen mit Übelkeit, klebrig kaltem Schweiß und Kältegefühl im Bauch.

● KOLLAPS

Bei Schwäche mit klebrig kaltem Schweiß auf der Stirn, Blaufärbung der Haut, Dehydratation und möglicherweise auch Ohnmacht. Ist in der Schwangerschaft unbedenklich.

● WARNHINWEIS

Die Pflanze ist giftig.

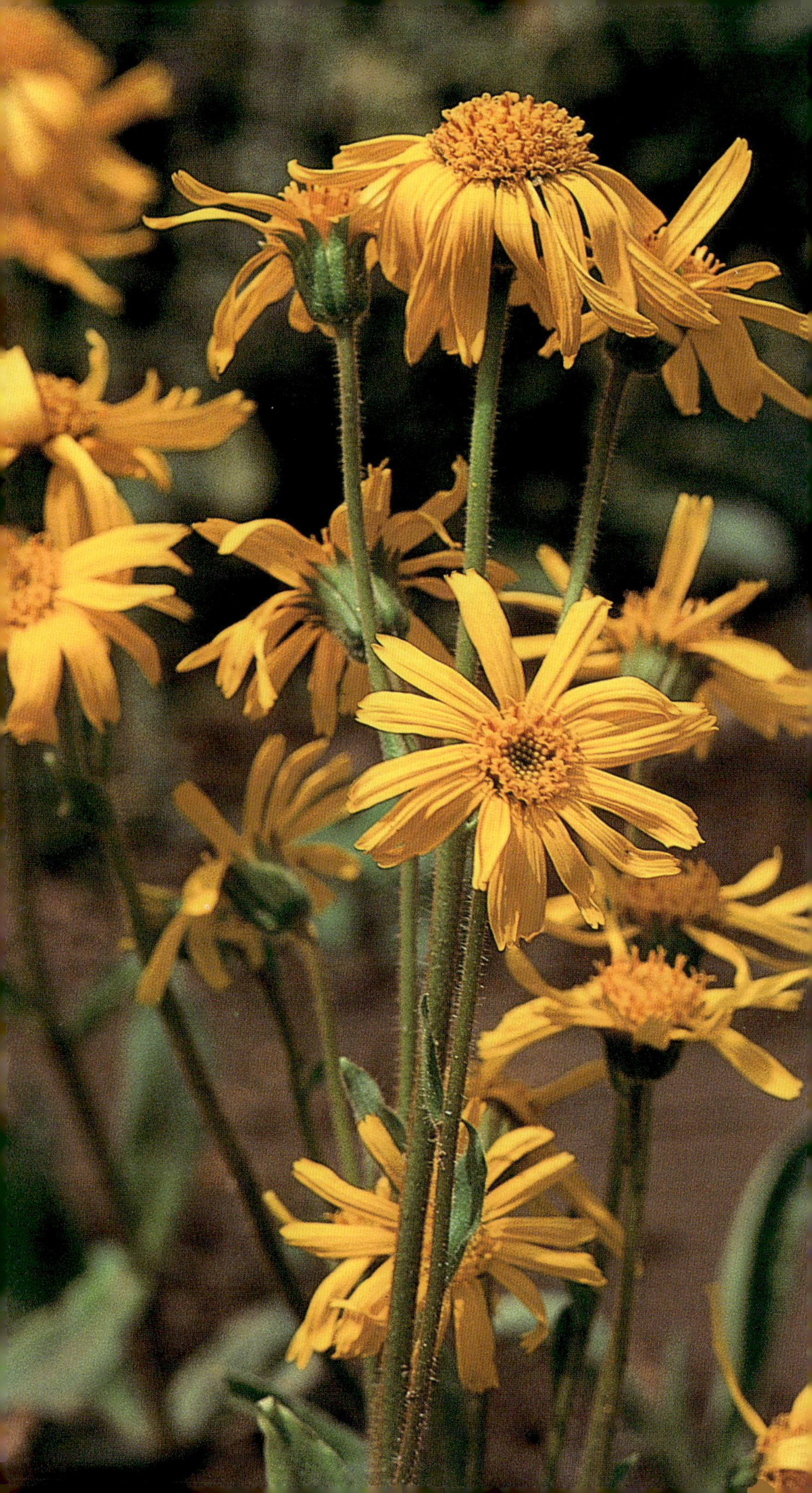

Homöopathische Selbsthilfe

Dieser Leitfaden hilft Ihnen, für ein breites Spektrum häufiger Beschwerden das passendste homöopathische Mittel zu finden, so dass Sie die gesamte Familie – vom Kind bis zum Senior – selbst behandeln können.

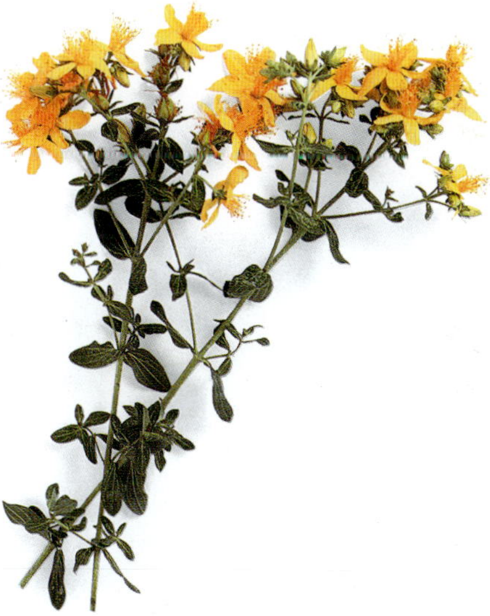

Das Nervensystem

Die Homöopathie hilft, neurologische Störungen sanft zu heilen, und gibt dem Nervensystem seine Vitalität zurück.

STÖRUNG	BESCHWERDEN	SYMPTOME
KOPFSCHMERZEN Sie können eine ernste Ursache haben, sind meist aber durch Stress, Müdigkeit, Allergien, Genussmittelmissbrauch, Augenüberanstrengung oder Unterzuckerung bedingt. Schmerzen entstehen durch Verspannungen an Kopf oder Nackenmuskulatur. **Selbsthilfe:** Bei Nackenschmerzen hilft der Physiotherapeut.	Treten plötzlich auf	• Schmerzen fühlen sich wie ein enges Band an. • Völle- und Schweregefühl im Kopf, als ob das Gehirn herausgedrückt würde • Ein manchmal pulsierender oder heißer, berstender Schmerz • Schmerzen können links schlimmer sein.
	Verursacht durch übermäßigen Alkoholgenuss	• Kopf fühlt sich wie geschlagen an. • Schwindel, Benommenheit, Reizbarkeit • Berstender Schmerz im Hinterkopf • Häufig heftiger, zuckender Schmerz oder dumpfe, stechende Schmerzen in der linken Gehirnhälfte
MIGRÄNE Migräne tritt meist einseitig auf und geht mit Übelkeit, Erbrechen, Schleiersehen oder anderen Sehstörungen wie Sehen von Zickzacklinien, mit Lichtunverträglichkeit und manchmal auch Kribbel- oder Taubheitsgefühl in den Armen einher. Die Symptome werden durch abwechselndes Zusammenziehen und Ausdehnen der Hirnarterien verursacht. **Selbsthilfe:** Stress vermeiden, Entspannungstechniken erlernen und die Ernährung umstellen.	Schlimmer auf der rechten Kopfhälfte	• Schmerzen in den Schläfen und auf der rechten Kopfseite, schlimmer durch Konzentrieren • Möglicherweise Schwindel, Bangigkeit und Zorn • Konzentrationsschwäche • Gedächtnisschwäche
	Pochendes, blind machendes Kopfweh	• Kribbeln und Taubheitsgefühl gehen voraus. • Kopf fühlt sich dumpf an, möglicherweise mit Benommenheit. • Schmerzen über den Augen und am Scheitel • Betroffener will keinen Trost, möchte allein sein. • Betroffener verweilt gern in vergangenen traurigen Ereignissen.
	Mit Weinerlichkeit	• Kopf fühlt sich an, als wolle er platzen. • Schmerzen beginnen in der rechten Schläfenregion. • Rechtes Auge kann tränen. • Schmerzen in der Stirn, wie zerschlagen • Weinerlichkeit, Zaghaftigkeit, Betroffener verlangt nach Trost und Mitgefühl.
ISCHIASSYNDROM Ischiasschmerzen können den gesamten Ischiasnerv das Bein hinunter ziehen. Verursacht werden sie durch Reizung oder Stauchung der Nerven. **Selbsthilfe:** Schwimmen kann Besserung bringen.	Schlimmer bei nasskaltem Wetter	• Stechende Schmerzen das rechte Bein hinunter • Möglicherweise Taubheits- und Schwächegefühl, Muskelkontraktionen und krampfartige Schmerzen • Reizbarkeit, qualvolle Angst oder Unwillen
	Besser durch Hitze und Bewegung	• Reißende Schmerzen, Taubheitsgefühl, Kribbeln • Schmerzen breiten sich beim Stuhlgang die Rückseite des betroffenen Oberschenkels hinunter aus. • Wadenkrampf

Unser Nervensystem ist eine komplexe Struktur, die vom Gehirn aus zentral gesteuert wird. Die Nervenzellen können schnell Schaden erleiden und eine ganze Reihe von Störungen verursachen. Der ganzheitliche Behandlungsansatz der Homöopathie, der Körper und Geist gleichermaßen berücksichtigt, findet hier, vor allem in der Wiederherstellungsphase, ein reiches Betätigungsfeld. Die Homöopathika wirken geistig-psychisch ausgleichend und unterstützen so den Heilungsprozess, arbeiten gleichzeitig aber auch an den Symptomen.

BESSERUNG	VERSCHLIMMERUNG	MITTEL & DOSIERUNG
• Frische Luft • Wärme • Ruhe • Schwitzen	• Stickige Räume • Kälte und Zugluft • Nach Schock oder Furcht • Licht und Lärm	ACONITUM (siehe Seite 31) C30 alle 10–15 Min., bis zu 6 Dosen
• Wärme • Fester Druck • Haarewaschen oder kalte Kompressen am Kopf	• Kaltes, trockenes, windiges Wetter • Zwischen 3 und 4 Uhr morgens • Genussmittel • Essen oder körperliche oder geistige Anstrengung	NUX VOMICA (siehe Seite 92) D12 alle 10–15 Min., bis zu 6 Dosen
• Lockern beengender Kleidung • Bewegung • Kalte Luft • Heiße Speisen und Getränke • Nachts	• Beengende Kleidung • Überessen • Stickige Räume • Zwischen 4 und 8 Uhr morgens und 16 und 20 Uhr	LYCOPODIUM (siehe Seite 77) D12 alle 15 Min., bis zu 10 Dosen nach den ersten Zeichen
• Frische Luft • Kalte Kompressen am Kopf • Fasten • Liegen	• Wärme • Bewegung • Stickige Räume • Kummer	NAT. MUR. (siehe Seite 79) D12 alle 15 Min., bis zu 10 Dosen nach den ersten Zeichen
• Kalte Frischluft • Sanfte Bewegung • Weinen	• Wärme • Schwere oder fettige Speisen • Abends • Während der Menstruation	PULSATILLA (siehe Seite 84) D12 alle 15 Min., bis zu 10 Dosen nach den ersten Zeichen
• Fester Druck • Sich Krümmen • Hitze • Ruhe oder sanfte Bewegung	• Nasskaltes Wetter • Psychischer Stress • Liegen auf der schmerzfreien Seite • Nachts	COLOCYNTHIS (siehe Seite 55) D12 stündlich, bis zu 10 Dosen, im Akutfall halbstündlich
• Hitze • Anhaltende Bewegung • Reiben der betroffenen Region • Strecken der Glieder	• Ruhe • Erste Bewegung beim Aufstehen • Nässe und Kälte	RHUS TOX. (siehe Seite 85) D12 stündlich, bis zu 10 Dosen, im Akutfall halbstündlich

Die Augen

Homöopathika eignen sich besonders zur Beruhigung ermüdeter, gereizter oder infizierter Augen.

STÖRUNG	BESCHWERDEN	SYMPTOME
AUGENÜBERANSTRENGUNG Kann durch Überarbeitung oder Arbeiten unter schlechten Lichtverhältnissen entstehen. Auch Stress ist eine mögliche Ursache. **Selbsthilfe:** Trockene, kalte Augenkompressen oder ein Augenbad mit Euphrasialösung *(siehe Seite 59)*.	Augen schmerzen, wenn sie bewegt werden	• Dumpfes Augenweh beim Bewegen der Augen • Betroffener verträgt kein Mitgefühl oder Trost • Symptome können durch Stress, vor allem nach Trauerfall, auftreten.
	Augen brennen	• Augen brennen und fühlen sich überanstrengt an nach längerem Lesen oder Augenanstrengung. • Heiße, gerötete Augen; evtl. Kopfschmerzen • Depressionen, Ängste, Betroffener ist Dritten gegenüber überkritisch.
BINDEHAUTENTZÜNDUNG Durch Infektion (gelbe, eitrige Augenabsonderung) oder Allergien (Augenweiß ist gerötet, Empfindung wie von Sand in den Augen). **Selbsthilfe:** Augenbad mit Euphrasialösung *(siehe Seite 59)*. Augen ausruhen.	Geschwollene Augenlider mit brennenden Absonderungen	• Augen tränen ununterbrochen mit Reizung der darunter liegenden Haut; Augenlider sind geschwollen und brennen. • Häufiges Blinzeln • Kleine Bläschen auf der Innenseite des Unterlides • Milder Fließschnupfen • Reizbarkeit
GERSTENKORN Ein Gerstenkorn ist ein kleiner, eitriger Abszess der Liddrüsen. Ursache ist eine Infektion. Müdigkeit kann verschlimmernd wirken. **Selbsthilfe:** Augen ausruhen, möglichst nicht anfassen. Gerstenkorn nicht ausdrücken.	Entzündete Augen, juckende Augenlider	• Augen sind rot und geschwollen. • Augenlider jucken. • Auf den Abszessen bilden sich Eiterspitzen. • Depression, Selbstmitleid, auch mit Weinerlichkeit
	Entzündete und schmerzende Augen	• Augen sind rot, geschwollen und tun weh. • Auf den Abszessen bilden sich Eiterspitzen. • Betroffener empfindet Groll oder Ärger, vor allem geliebten Menschen gegenüber.
TRÄNENDE AUGEN Permanentes Augentränen kann durch verstopfte Tränenkanäle auf Grund einer Infektion oder eine Verletzung der Nase verursacht werden **Selbsthilfe:** Die Nasenflügel massieren.	Tränende Augen auf Grund einer Infektion der Tränenkanäle	• Die Augen tränen auf Grund einer leichten Dauerinfektion der Tränenkanäle. • Mangel an körperlicher und geistiger Widerstandskraft • Mangelnde Zuversicht

Unsere Augen sind sehr komplexe, empfindliche Strukturen. Ununterbrochen werden sie von in der Luft befindlichen Partikeln, wie Sporen, Bakterien, Viren, Chemikalien oder Schadstoffen, attackiert. Mögliche Folgen sind Augenreizungen oder -infektionen. Die Augenbeschwerden können sich durch Temperaturschwankungen, Stress und Müdigkeit – alles Faktoren, die die Infektabwehr des körpereigenen Immunsystems herabsetzen – verschlimmern. Augenbeschwerden lassen sich mit Hilfe von Homöopathika lindern.

BESSERUNG	VERSCHLIMMERUNG	MITTEL & DOSIERUNG
• Frische Luft • Fasten • Kalte Kompressen	• Kaltes, gewittriges Wetter • Zugluft oder heiße Sonne • Körperliche oder geistige Anstrengung oder psychischer Stress	NAT. MUR. (siehe Seite 79) D12 4-mal täglich, bis zu 7 Tage
• Bewegung • Wärme • Sanfte Augenmassage	• Nasskaltes Wetter • Ruhe • Liegen • Alkohol	RUTA (siehe Seite 86) D12 4-mal täglich, bis zu 7 Tage
• Geschlossene Augen • Kaffee	• Abends • In geschlossenen Räumen • Wärme • Licht • Warmes, windiges Wetter	EUPHRASIA (siehe Seite 59) D12 stündlich, bis zu 10 Dosen
• Kalte Kompressen auf dem betroffenen Bereich	• Schwere, fettige Speisen • Hormonelle Veränderungen wie in der Pubertät oder Schwangerschaft	PULSATILLA (siehe Seite 84) D12 stündlich, bis zu 10 Dosen
• Augen ausruhen • Kalte Kompressen auf dem betroffenen Bereich	• Berührung des Auges • Unterdrückung von Gefühlen, vor allem nach einem Streit	STAPHISAGRIA (siehe Seite 57) D12 stündlich, bis zu 10 Dosen
• Wärme • Warme Augenkompressen • Sommer	• Kalte Luft und Zugluft • Feuchtes Wetter • Sanfter Druck auf die Augen • Geistige Anstrengung	SILICEA (siehe Seite 88) D12 4-mal täglich, bis zu 7 Tage

Die Ohren

Selbsthilfemittel sind wirksam gegen Hals-, Nasen- oder Ohrenkatarrh bei Atemwegsinfektionen.

STÖRUNG	BESCHWERDEN	SYMPTOME
OHRENSCHMERZEN Sie können durch einen Schmalzpfropf oder durch eine Infektion wie eine Erkältung entstehen. **Selbsthilfe:** Eine umwickelte Wärmflasche an das betroffene Ohr halten. **Achtung:** Bei Ohrenschmerzen mit Fieber und Ohrausfluss sofort den Arzt aufsuchen. Bei Kindern bei Ohrenschmerzen stets den Arzt konsultieren.	Mit heftigen Schmerzen	• Akute, pochende Schmerzen • Extrem berührungsempfindlich • Extrem gereizt und ärgerlich • Hypersensibel
	Klopfende Ohrenschmerzen mit Rötung	• Leuchtend rotes Ohr, klopfender Schmerz • Erweiterte Pupillen, starrer Blick • Ruhelosigkeit und Erregtheit, möglicherweise mit Halluzinationen oder heftigen Ausbrüchen • Hohes Fieber, trockener Mund und Rachen
	Druckgefühl hinter dem Trommelfell	• Schmerzen durch Druck hinter dem Trommelfell, das leicht vorgewölbt wird • Weinerlichkeit und Selbstmitleid • Betroffener wünscht Gesellschaft. • Kinder wollen dauernd liebkost werden.
VERLEGUNG DER EUSTACHISCHEN RÖHRE Mögliche Ursachen sind eine Infektion, geschwollene Rachenmandeln oder die Luftdruckveränderungen beim Fliegen. **Selbsthilfe:** Fünf Tage lang drei Mal täglich drei Tropfen Zitronensaft durch beide Nasenlöcher inhalieren.	Abhusten katarrhalischer Absonderungen	• Schwerhörigkeit durch Zuschwellen der eustachischen Röhre • Knackendes Geräusch in den Ohren beim Naseputzen oder Schlucken • Fließschnupfen und Abhusten von katarrhalischen Absonderungen von der Rachenwand • Reizbarkeit • Verdruss • Unzufriedenheit
TINNITUS Darunter versteht man anhaltende Ohrgeräusche. Ursachen können ein Fremdkörper im Gehörgang, der normale Alterungsprozess, Schädigung durch Druck oder Lärm, Grippe, Stress oder bestimmte Medikamente sein. **Selbsthilfe:** Ein Mal wöchentlich zwei Tropfen Mandelöl in jedes Ohr.	Summen in den Ohren mit Schwindelgefühl	• Summen, vor allem im linken Ohr, manchmal mit Schwerhörigkeit und Schwindel • Schwerhörigkeit mit starken Kopfschmerzen und starken Ohrgeräuschen • Schmerzhaftigkeit in der Halswirbelsäule oder im Kreuz und Kopfschmerzen • Nervosität • Anomische Aphasie (Schwierigkeit, Objekte zu benennen) • Große Beklemmung und Angstanfälle

Die Ohren sind komplizierte Sinnesorgane, die das Gehirn mit Informationen aus der Außenwelt versorgen und gleichzeitig für das Gleichgewicht zuständig sind. Die Ohren sind verletzungsanfällig, Fremdkörper und andere Partikel sowie Mikroorganismen können leicht eindringen. Ohrenschmerzen oder Beschwerden anderer Art sollten deshalb sofort untersucht werden. Die homöopathischen Mittel sind besonders wirksam in der Behandlung von katarrhalischen Beschwerden auf Grund von Atemwegsinfektionen.

BESSERUNG	VERSCHLIMMERUNG	MITTEL & DOSIERUNG
• Wärme • Warme Kompressen am Kopf • Den Kopf warm halten	• Kalte Luft und Zugluft • Berühren des Ohrs • Liegen auf der betroffenen Seite	HEPAR SULPH. (siehe Seite 65) D12 halbstündlich bis zur ärztlichen Untersuchung
• Stehen oder Aufrechtsitzen • Kalte Kompressen auf der Stirn	• Kaltwerden des Kopfes • Bewegung, Erschütterung, Lärm, Licht, Druck • Liegen auf der rechten Seite	BELLADONNA (siehe Seite 40) C30 halbstündlich bis zur ärztlichen Untersuchung
• Sanfte Bewegung • Frische Luft • Trockene, kühle Umgebung	• Heiße, stickige Umgebung • Abends • Liegen auf der linken Seite • Längeres Lesen	PULSATILLA (siehe Seite 84) D12 stündlich, bis zu 10 Dosen
• Kalte Getränke • Sanftes Reiben des Ohres	• Frische Luft • Zugluft • Nachts im Liegen • Feuchtigkeit	KALI. MUR. (siehe Seite 72) D12 4-mal täglich, bis zu 7 Tage
• Ausüben von Druck auf die Ohren • Gähnen • Vorbeugen	• In immer gleichen, regelmäßigen Abständen • Kälte • Zwischen 10 und 11 Uhr vormittags • Berührung • Bewegung	CHINA (siehe Seite 52) D12 3-mal täglich, bis zu 14 Tage

Die Atemwege

Indem sie das Immunsystem stärken, helfen die Homöopathika dem Körper, Atemwegsinfektionen abzuwehren.

STÖRUNG	BESCHWERDEN	SYMPTOME
ALLERGISCHE RHINITIS Die saisonale allergische Rhinitis, der Heuschnupfen, wird durch jahreszeitlich gehäuft auftretende Reizstoffe verursacht. Die perenniale allergische Rhinitis tritt saisonunabhängig auf und wird z. B. durch Hausstaubmilben verursacht. **Selbsthilfe:** Alle bekannten Reizstoffe meiden.	Mit brennendem Katarrh	• Katarrh kann im linken Nasenloch beginnen. • Stirnkopfschmerzen • Möglicherweise Kehlkopfschmerzen • Tränenfluss der Augen mit Reizbarkeit
	Unter Hauptbeteiligung der Augen	• Geschwollene, lichtempfindliche Augen • Scharfer Tränenfluss, der die umliegende Haut reizt und auch psychisch reizbar macht • Milder Fließschnupfen, der die Rachenwand hinunter läuft
HUSTEN, ERKÄLTUNG Erkältungen werden durch Virusinfektionen verursacht. Sie klingen gewöhnlich von selbst nach einiger Zeit wieder ab, können sich aber verschlimmern, wenn sie verschleppt werden. Husten lässt sich als der Versuch des Körpers beschreiben, einen Reizstoff aus den Atemwegen zu entfernen. **Selbsthilfe:** Ruhe und viel trinken. Viel frisches Obst und Gemüse essen. Frischluft tanken. **Achtung:** Bei Schmerzen oder Atembeschwerden den Arzt aufsuchen.	Sich langsam entwickelnde Erkältungen	• Mund fühlt sich heiß an, Hals ist entzündet. • Leichtes Fieber, Erregbarkeit • Möglicherweise Nasenbluten
	Erkältung mit Reizbarkeit	• Heftiges Niesen, dünner Katarrh • Möglicherweise verstopfte Nase oder Lippenherpes • Betroffener will allein sein, wünscht kein Mitgefühl.
	Husten oder Erkältungen im Frühstadium	• Frösteln, Kopfschmerzen, Halsweh • Tagsüber Fließschnupfen, nachts verstopfte Nase • Tränende Augen und Niesen
	Plötzlich auftretender Reizhusten	• Trockener, hohl klingender, krächzender Husten • Großer Durst • Evtl. rapider Temperaturanstieg • Extreme Angst
GRIPPE Das Grippevirus belastet den gesamten Organismus auf vielerlei Art. **Selbsthilfe:** Ruhe und viel trinken. Frisches Obst und Gemüse. **Achtung:** Hält das Fieber länger als vier Tage an, ist ein Arzt zu konsultieren.	Mit Schwäche	• Frostschauer die Wirbelsäule hinauf und hinunter • Wackeligkeit und Zittern, Ängste • Berstende Kopfschmerzen, besser durch reichliches Wasserlassen • Fieber, Gehirn wie benebelt, Müdigkeit
	Mit hohem Fieber	• Fieber kommt plötzlich • Heißes, gerötetes Gesicht, erweiterte Pupillen und starrer Blick • Verwirrtheit, Delirium, Schreckensvisionen • Leuchtend roter, wunder Hals

Mit jedem Atemzug gelangen Sporen, Viren, Bakterien und mikroskopisch kleine Partikel, wie Staub, Rauch und Schadstoffe, in den Körper. Damit sind die Atemwege besonders empfänglich für atmosphärische Einflüsse. Husten, Erkältungskrankheiten und Grippe haben leichtes Spiel, wenn die körpereigene Abwehrkraft geschwächt ist. Immunschwächend wirken windiges, kaltes Wetter oder Überarbeitung, Erschöpfung, Ängste und Stress. Die Homöopathie hilft dem Körper, seine natürliche Abwehrkraft zu erhalten.

BESSERUNG	VERSCHLIMMERUNG	MITTEL & DOSIERUNG
• Kühle Räume oder frische Luft • Baden • Bewegung	• Warme Räume • Nasskaltes Wetter • Warme Speisen und Getränke	ALLIUM CEPA (siehe Seite 33) D12 nach Bedarf, bis zu 10 Dosen
• Liegen im abgedunkelten Raum • Kaffee	• Wärme • Warmes, windiges Wetter • Helles Licht • In geschlossenen Räumen • Abends	EUPHRASIA (siehe Seite 59) D12 nach Bedarf, bis zu 10 Dosen
• Kühlen der Stirn • Leichte körperliche Betätigung • Liegen	• Erschütterung, Berührung • Frische Luft und Sonne • Zwischen 4 und 6 Uhr morgens	FERRUM PHOS. (siehe Seite 61) D12 alle 2 Stunden, bis zu 4 Dosen
• Wärme und Schlaf • Abends • Fester Druck auf die Nase	• Kalter, trockener Wind • Psychischer Stress • Würzige Speisen oder Genussmittel	NUX VOMICA (siehe Seite 92) D12 alle 2 Stunden, bis zu 4 Dosen
• Frische Luft • Fasten • Kühlen der Nebenhöhlen	• Kaltes, gewittriges Wetter • Geistige Anstrengung • Zugluft, Seeluft oder Sonne	NAT. MUR. (siehe Seite 79) D12 alle 2 Stunden, bis zu 4 Dosen
• Frische Luft • Bewegung • Wärme	• Rauch- oder Pollenexposition • Abends und nachts • Kaltes, heißes oder windiges Wetter	ACONITUM (siehe Seite 31) C30 alle 4 Stunden, bis zu 10 Dosen
• Frische Luft • Wasserlassen • Heiße Kompressen auf Kopf und Nacken	• Sonne • Feuchtigkeit • Psychischer Stress	GELSEMIUM (siehe Seite 62) D12 alle 2 Stunden, bis zu 10 Dosen
• Stehen oder Aufrechtsitzen • Warme Räume	• Erschütterung, Bewegung • Geräusch, Licht und Hitze • Nachts • Liegen auf der rechten Seite	BELLADONNA (siehe Seite 40) C30 alle 2 Stunden, bis zu 10 Dosen

Kreislaufsystem

Kreislaufprobleme werden durch ein umfassendes Gesundheitsprogramm gelindert, zu dem die Homöopathie gehört.

STÖRUNG	BESCHWERDEN	SYMPTOME
FROSTBEULEN Dieser so genannte Kälteschaden entsteht, wenn sich die oberflächlichen Blutgefäße auf Grund von Kälte zu stark zusammenziehen. **Selbsthilfe:** Hände und Füße möglichst warm und trocken halten. Calendulasalbe auftragen. Nicht kratzen. Regelmäßige körperliche Betätigung.	Brennende, juckende Frostbeulen	• Der betroffene Hautbereich ist rot und geschwollen und prickelt. • Unerträgliches Jucken und brennende Schmerzen • Große Angst um die Gesundheit
	Frostbeulen mit geschwollenen Venen	• Brennende, klopfende Schmerzen in den betroffenen Bereichen und bläuliche Entzündung • Beißendes, juckendes Gefühl beim Kratzen • Möglicherweise Weinerlichkeit auf Grund der Beschwerden
KRÄMPFE Bei Krämpfen handelt es sich um akute Schmerzen, die durch Muskelkrämpfe, z. B. nach längerem Sitzen, Stehen oder unbequemem Liegen entstehen. **Selbsthilfe:** Durchblutung durch Dehnen und Massieren der Muskeln anregen.	Starke Krämpfe in Beinen und Füßen	• Muskelzucken, das in starke Muskelspasmen mündet • Schmerzhaft schwere Knöchel • Knie geben beim Gehen unwillkürlich nach • Weinerlichkeit und Furchtsamkeit
	Krämpfe durch ermüdete Muskeln	• Schmerzen wie gequetscht • Glieder fühlen sich schwer und wie geschlagen an • Angst vor Berührung • Geräuschempfindlichkeit
KRAMPFADERN Krampfadern entstehen durch eine Venenwand- bzw. Venenklappenschwäche und den dadurch bedingten Stau des venösen Blutrückflusses. Die Neigung dazu kann erblich sein oder durch Fettleibigkeit, Schwangerschaft oder Thrombose verursacht sein. **Selbsthilfe:** Möglichst wenig Stehen und Stützstrümpfe tragen. Im Sitzen Füße auf Beckenhöhe lagern. **Achtung:** Wenn die Beschwerden nach drei Wochen noch bestehen, einen Arzt konsultieren.	Mit Wundheitsgefühl, wie zerschlagen	• Die Venen sind entzündet, können brennen; fühlen sich wie zerschlagen an und sind berührungsempfindlich. • Die Venen können bluten und fühlen sich wund an, sind geschwollen und knotig. • Reizbarkeit und Ängstlichkeit
	Schlimmer im Sitzen mit herunterhängenden Beinen	• Venen fühlen sich voll an. • Frösteln • Brennende, stechende Schmerzen in den Venen • Schüchternheit und Unterwürfigkeit • Weinerlichkeit, Bestätigung suchen

Über das Kreislaufsystem wird das Blut durch den Körper transportiert, um ihn mit Sauerstoff und Nährstoffen zu versorgen. Durch die symptombezogene homöopathische Mittelgabe und die Konstitutionsbehandlung wird die Stoffwechselfunktion des Körpers verbessert, Stress abgebaut und die Gesundheit gefördert. Kreislaufstörungen profitieren am meisten von einem umfassenden Gesundheitsprogramm, zu dem neben gesunder Ernährung, körperlicher Betätigung und gesundem Lebensstil auch die Homöopathie gehört.

BESSERUNG	VERSCHLIMMERUNG	MITTEL & DOSIERUNG
• Langsame Bewegung • Bettwärme	• Nässe und Kälte • Kaltes Wetter • Vor Gewitter	AGARICUS (siehe Seite 32) D12 halbstündlich, bis zu 6 Dosen
• Mit den Händen über dem Kopf • Leichte körperliche Betätigung • Kalte, frische Luft	• Hitze • Extreme Temperaturen • Abends und nachts	PULSATILLA (siehe Seite 84) D12 halbstündlich, bis zu 6 Dosen
• Fester Druck auf dem betroffenen Bereich • Kalte Getränke • Schwitzen	• Bewegung • Leichter Druck auf dem betroffenen Bereich • Beim Geschlechtsverkehr	CUPRUM MET. (siehe Seite 56) D12 4-mal täglich, bis zu 14 Tage
• Zu Beginn der Bewegung • Klares, kaltes Wetter • Liegen	• Hitze • Leichter Druck auf dem betroffenen Bereich • Anhaltende Bewegung	ARNICA (siehe Seite 39) D12 4-mal, bis zu 14 Tage
• Ruhe • Ruhiges Liegen • Winter	• Verletzungen • Bewegung oder Erschütterung • Druck auf dem betroffenen Bereich • Feuchtwarmes Wetter	HAMAMELIS (siehe Seite 64) C30 2-mal täglich, bis zu 7 Tage
• Kalte, frische Luft • Kalte Kompressen • Aufrechtstehen • Liegen auf dem Rücken	• Wärme • Abends • Während der Schwangerschaft	PULSATILLA (siehe Seite 84) C30 2-mal täglich, bis zu 7 Tage

DER MUND

Vielen Problemen beugen Sie durch gute Mundhygiene vor, kleinere Störungen lassen sich selbst behandeln.

STÖRUNG	BESCHWERDEN	SYMPTOME
ZAHNSCHMERZEN Sie deuten meist auf Karies hin, können aber auch Symptom einer Infektion wie einer Zahnfleischerkrankung oder eines Abszesses sein. **Selbsthilfe:** Sofern kein homöopathisches Mittel genommen wird, Gewürznelkenöl auf den schmerzenden Bereich der Zähne und des Zahnfleisches reiben.	Mit starken, stechenden Schmerzen	• Schmerzüberempfindlich • Zuckender, reißender Schmerz, der kaum schlafen lässt
	Mit unerträglichen Schmerzen	• Schreckliche Schmerzen; rote, geschwollene Wangen • Reizbarkeit, Jähzorn
	Mit pochenden Schmerzen	• Zahnfleisch und Wangen sind geschwollen und berührungsempfindlich. • Heftige Schmerzen, die zu den Ohren ausstrahlen • Schmerz nimmt wellenartig an Intensität zu.
ZAHNFLEISCH Das Zahnfleisch blutet, sieht dunkel, geschwollen und infiziert aus. Wird meist durch die falsche Putztechnik oder unzureichendes Zähneputzen verursacht, auch durch Stress. **Achtung:** Wenn nach drei Tagen keine Besserung auftritt, Zahnarzt aufsuchen.	Zahnfleischbluten mit Mundgeruch	• Zahnfleisch ist wund, schwammig und blutet leicht. Zähne können sich locker anfühlen. • Vermehrte Speichelsekretion • Geistige Benommenheit, Verlust der Willenskraft • Zögerndes Sprechen, langsame Auffassung
	Geschwollenes, blutendes Zahnfleisch mit Geschwürbildung	• Eitergeschmack im Mund • Zähne sind sehr hitze- und kälteempfindlich. • Möglicherweise Mundgeschwüre oder Lippenherpes • Betroffener will kein Mitgefühl, möchte allein sein.
MUNDGERUCH Mundgeruch: durch Karies, Rauchen, Zahnfleischentzündung, Magenverstimmung, Mandel- oder Nebenhöhlenentzündung oder Fasten. **Selbsthilfe:** Nahrungsmittel mit starkem Eigengeruch meiden.	In Kombination mit Karies und Zahnfleischentzündung	• Übel riechender Schweiß und Atem • Übermäßige Speichelsekretion • Zunge ist gelb und dick belegt • Betroffener will kein Mitgefühl, möchte allein sein.
MUNDGESCHWÜRE Entzündungen im Mund. **Selbsthilfe:** Würzige, süße oder saure Speisen vermeiden. **Achtung:** Wenn die Geschwüre nicht innerhalb von drei Wochen abheilen, ärztlichen Rat suchen.	Brennende Mundgeschwüre	• Mund fühlt sich trocken an. • Stechender, brennender Schmerz im geschwürigen Bereich • Metallischer oder bitterer Geschmack im Mund • Zunge ist sauber, trocken und rot. • Rastlosigkeit und Ängstlichkeit

Zahn- oder Zahnfleischbeschwerden auf Grund der zuckerreichen Ernährung ließen sich zum Großteil durch regelmäßige zahnärztliche Kontrolluntersuchungen verhindern. Ebenso wichtig sind eine gute Zahnhygiene und eine ballaststoffreiche, zuckerarme Ernährung, die unseren Kauapparat fordert und die Produktion von Speichel anregt, der die infektabwehrenden weißen Blutkörperchen enthält. Die homöopathische Behandlung von Infektionen im Mundraum besteht in Mundspülungen sowie in der Gabe von symptomgerichteten Einzelmitteln.

BESSERUNG	VERSCHLIMMERUNG	MITTEL & DOSIERUNG
• Eiskaltes Wasser im Mund halten • Liegen	• Hitze • Heiße Speisen • Geräusche	COFFEA (siehe Seite 53) D12 4-mal täglich, 14 Tage lang
• Mitgefühl • Kühlen des schmerzenden Bereiches	• Nachts • Ärger	CHAMOMILLA (siehe Seite 50) D12 4-mal täglich, 14 Tage lang
• Ruhe • Anlehnen des Kopfes • Beugen nach hinten	• Berührung • Erschütterung • Nachts • Frische Luft	BELLADONNA (siehe Seite 40) C30 alle 5 Min., bis zu 10 Dosen
• Ruhe • Warme Kleidung • Morgens	• Extreme Temperaturen • Nächtliches Schwitzen • Stress • Zugluft	MERC. SOL. (siehe Seite 66) D12 alle 4 Stunden, bis zu 3 Tage
• Frische Luft • Fasten • Reiben des schmerzenden Bereichs	• Körperliche oder geistige Anstrengung, psychischer Stress • Wärme und heiße Sonne	NAT. MUR. (siehe Seite 79) D12 alle 4 Stunden, bis zu 3 Tage
• Ruhe • Warme Kleidung • Reiben des Zahnfleischs	• Kälte und extreme Temperaturen • Nächtliches Schwitzen • Stress	MERC. SOL. (siehe Seite 66) D12 3-mal täglich, bis zu 7 Tage
• Warme Mundspülungen • Warme Kompressen im Gesicht • Liegen mit hoch gelagertem Kopf	• Kalte Speisen und Getränke • Kaltes, trockenes und windiges Wetter • Zwischen Mitternacht und 2 Uhr morgens • Stress • Erschöpfung	ARSEN. ALB. (siehe Seite 28) D12 4-mal täglich, bis zu 5 Tage

VERDAUUNGSTRAKT

Kleinere Beschwerden sind, vor allem in Kombination mit einer Ernährungsumstellung, selbst behandelbar.

STÖRUNG	BESCHWERDEN	SYMPTOME
MAGENVERSTIMMUNG Dies ist ein weiter Begriff für eine große Zahl von Symptomen, einschließlich Aufstoßen, Magenschmerzen und Sodbrennen. **Selbsthilfe:** Vor dem Essen eine Form der Entspannung oder Meditation praktizieren. Nicht hastig essen und nach dem Essen ruhen.	Mit starken Blähungen	• Verdauung scheint verlangsamt zu sein. • Selbst die einfachste Nahrung bereitet Beschwerden. • Magenbrennen
	Schmerzhaftes Brechwürgen	• Verlangen nach fettigen, sauren oder würzigen Speisen und Alkohol, die zu Magenverstimmung führen • Sodbrennen 30 Minuten nach dem Essen
	Mit Übelkeit und/ oder Erbrechen	• Möglicherweise Kopfschmerzen um die Augen herum und Druckgefühl unter dem Brustbein • Weinerlichkeit, Depression und Selbstmitleid
SODBRENNEN Sodbrennen ist eine häufige Form der Magenverstimmung. Es ist durch Schmerzen im Magen oder in Speiseröhre und Brust charakterisiert. **Selbsthilfe:** Vor dem Essen eine Form der Entspannung oder Meditation praktizieren. In Ruhe essen und danach 30 Minuten ruhen. Spätes Essen und erfahrungsgemäß unverträgliche Speisen meiden. Rauchverzicht.	Mit dem Verlangen nach eiskaltem Wasser	• Brennen in der Brust • Verlangen nach eiskaltem Wasser • Ständiger Hunger
	Mit Verlan--gen nach Süßem	• Faulheit und Mangel an geistiger Energie • Brennendes Hungergefühl
	Brechdurchfall	• Erbrechen mit brennenden Bauchschmerzen • Durchfall mit wundem Schmerz im After und stechendem Schmerz im Mastdarm • Verlangen nach kalten Getränken, die eventuell wieder erbrochen werden
GASTROENTERITIS Eine infektiöse Entzündung der Magen-Darm-Schleimhaut auf Grund verseuchter Nahrungsmittel oder Getränke. **Selbsthilfe:** Ruhen und viel Flüssigkeit trinken (abgekochtes Salzwasser). Keine Milch und keine feste Nahrung, bis sich der Magen-Darm-Trakt wieder beruhigt hat. **Achtung:** Bei Anhalten der Symptome Arzt konsultieren.	Mit starken Bauchkrämpfen	• Kolikartige Schmerzen, die durch Zusammenkrümmen besser werden • Schmerzen werden durch Abgang von Blähungen gebessert. • Möglicherweise Durchfall

Ein gesundes, effizient arbeitendes Verdauungssystem ist unerlässlich für unser Wohlbefinden. Es gibt jedoch viele Störfaktoren. Manche davon lassen sich beeinflussen, wie die Ernährung und zu einem gewissen Grad auch psychischer Stress und Allergien. Andere entziehen sich unserer Kontrolle, so etwa die erblichen Störungen. Die homöopathischen Mittel sorgen für eine gesunde Magen-Darm-Flora, lindern die Reizung durch bestimmte Nahrungsmittel, fördern die Entschlackung und beeinflussen die Verdauungsorgane günstig.

BESSERUNG	VERSCHLIMMERUNG	MITTEL & DOSIERUNG
• Aufstoßen • Kalte, frische Luft	• Überessen • Schwere, fettige Speisen • Zu spätes Essen	CARBO VEG. (siehe Seite 47) C30 alle 10–15 Min., bis zu 7 Dosen
• Wärme • Schlaf • Alleinsein	• Berührung • Fettige, saure oder würzige Speisen und Alkohol	NUX VOMICA (siehe Seite 92) D12 alle 10–15 Min., bis zu 7 Dosen
• Leichte körperliche Betätigung • Weinen	• Schwere, fettige Speisen • Psychischer Stress • Heiße, stickige Umgebung	PULSATILLA (siehe Seite 84) D12 alle 10–15 Min., bis zu 7 Dosen
• Kalte Speisen und Wasser • Schlaf • Ganzkörpermassage	• Liegen auf dem Rücken • Stress • Warme Speisen	PHOSPHORUS (siehe Seite 82) D12 alle 10–15 Min., bis zu 7 Dosen
• An der frischen Luft • Warme Getränke	• Baden • Aufstehen	SULPHUR (siehe Seite 93) D12 alle 10–15 Min., bis zu 7 Dosen
• Heiße Getränke • Wärme	• Anblick und Geruch von Speisen • Zwischen Mitternacht und 2 Uhr morgens • Kalte Getränke • Alkohol	ARSEN. ALB. (siehe Seite 28) D12 stündlich, bis zu 10 Dosen
• Liegen auf der Seite mit an die Brust gezogenen Beinen • Wärme und Schlaf	• Essen oder Trinken • Feuchtkaltes Wetter • Gegen 16 Uhr	COLOCYNTHIS (siehe Seite 55) D12 stündlich, bis zu 10 Dosen

HAUTERKRANKUNGEN

Der Homöopath interessiert sich für die Ursachen der Hautprobleme und die Faktoren, die sie verschlimmern.

STÖRUNG	BESCHWERDEN	SYMPTOME
LEICHTE AKNE Hierzu zählen Mitesser, Hautgrieß und eitrige Pusteln. Ursache können Stress, bestimmte Medikamente oder die Hormonlage sein. **Selbsthilfe:** UV-Strahlen in Maßen und frische Luft.	Schmerzhafte, mit Eiter gefüllte Pickel	• Eitrige, extrem berührungsempfindliche Pusteln • Reizbarkeit und Verdrießlichkeit
	Unter hormonellem Einfluss	• Pusteln entwickeln sich in der Pubertät • Weinerlichkeit und Selbstmitleid • Bei weiblichen Heranwachsenden verzögerter oder spärlicher Regelfluss
LEICHTE EKZEME Besonders häufig bei Kindern. Können durch Stress, hormonelle Schwankungen oder Ernährungeinflüsse verschlimmert werden. **Selbsthilfe:** Bekannte Reizstoffe meiden. Direkt auf der Haut nur Baumwolle tragen.	Mit Ruhelosigkeit	• Die Haut ist trocken und brennt, kalte Kompressen verschlimmern. • Rastlosigkeit; Unfähigkeit, still sitzen zu bleiben • Schlaflosigkeit, vor allem nach Mitternacht • Evtl. Ängstlichkeit, Unsicherheit
	Trockene Ekzeme	• Haut ist rau, rot und juckt. • Möglicherweise Durchfall • Verlangen nach salzigen, fettigen, würzigen oder süßen Speisen • Ängstlichkeit und Mangel an geistiger Energie
FURUNKEL Dies ist eine derbe Schwellung bzw. ein Knoten unter der Haut auf Grund einer Entzündung eines Haarfollikels. Sie kann mit Unwohlsein, Erschöpftsein, Müdigkeit oder Stress einhergehen. **Selbsthilfe:** Haut reinigen; Furunkel nie ausdrücken. Nach Berühren eines Furunkels nicht mit Essen hantieren.	Im frühen Entwicklungsstadium	• Plötzlicher Ausbruch der Symptome • Der Furunkel ist hart und rund. • Die umliegende Haut ist trocken, entzündet, schmerzhaft und pocht. • Möglicherweise Fieber mit Fieberwahn
	In späteren Stadien, wenn sich bereits Eiter gebildet hat	• Furunkel hat einen Eiterkopf, der kurz vor dem Platzen steht. • Die leichteste Berührung schmerzt. • Möglicherweise extrem schlechte Laune • Betroffener wünscht weder Körper- noch gefühlsmäßigen Kontakt.
LIPPENHERPES Lippenherpes wird durch Viren verursacht und durch ein angegriffenes Immunsystem oder heißes, kaltes oder windiges Wetter begünstigt. **Selbsthilfe:** Erdnüsse, Schokolade, Keimlinge oder Getreide meiden.	Auf den Lippen und um den Mund	• Mund fühlt sich trocken an. • Lippen sind geschwollen und brennen, Bläschen sehen aus wie Perlen. • Bläschen nässen, bevor sie verkrusten. • Wenn die Bläschen austrocknen, können sie tief einreißen und schmerzen. • Depression, Betroffener will kein Mitgefühl, wünscht allein zu sein.

Die Haut ist das größte aller Körperorgane. Für den Homöopathen sind Hautbeschwerden nur äußere Zeichen innerer Vorgänge, sein Interesse gilt den Ursachen. Stress, schlechte Ernährung, Hormonstörungen und Allergien sowie Infektionen können Hauterkrankungen auslösen. Zur Verschlimmerung beitragen können Faktoren wie mangelnde körperliche Betätigung, ein zu hoher Anteil an Zucker oder leeren Kohlenhydraten in der Ernährung, Kaffee und Alkohol, Verstopfung, Kosmetika und Kontaktallergene oder Reizstoffe in unserer Umgebung.

BESSERUNG	VERSCHLIMMERUNG	MITTEL & DOSIERUNG
• Hitze • Feuchtes Wetter • Essen	• Selbst leichte Berührung der Pusteln • Kälte	HEPAR SULPH. (siehe Seite 65) D12 3-mal täglich, bis zu 14 Tage
• Weinen • An der frischen Luft • Kalte Kompressen	• Schwere, fettige Speisen • Warme, stickige Räume • Hormonelle Schwankungen	PULSATILLA (siehe Seite 84) D12 3-mal täglich, bis zu 14 Tage
• Wärme • Warme Kompressen • Herumgehen	• Kälte • Zwischen 0 und 2 Uhr • Körperliche oder geistige Anstrengung • Milch	ARSEN. ALB. (siehe Seite 28) D12 4-mal täglich, bis zu 7 Tage
• Frische Luft • Kälte • Schwitzen	• Waschen • Überhitzung • Frühmorgens	SULPHUR (siehe Seite 93) D12 4-mal täglich, bis zu 7 Tage
• Druck auf dem betroffenen Bereich • Nachts • Wärme	• Kalte Kompressen • Zugluft • Berührung	BELLADONNA (siehe Seite 40) C30 stündlich, bis zu 10 Dosen
• Wärme • Warme Kompressen auf dem betroffenen Bereich • Feuchtes Wetter	• Kalte Luft und Zugluft • Selbst die geringste Berührung • Liegen auf der betroffenen Seite	HEPAR SULPH. (siehe Seite 65) D12 stündlich, bis zu 10 Dosen
• Frische Luft • Fasten	• Um ca. 10 Uhr morgens • Kaltes, gewittriges Wetter • Wärme, heiße Sonne, Seeluft oder Zugluft • Geräusche, Musik oder Gespräche • Erschütterung • Körperliche oder geistige Anstrengung	NAT. MUR. (siehe Seite 79) D12 4-mal täglich, bis zu 5 Tage

PSYCHE

Die Homöopathie regt die Fähigkeit des Einzelnen an, psychische Probleme zu bewältigen.

STÖRUNG	BESCHWERDEN	SYMPTOME
SCHLAFLOSIGKEIT Darunter versteht man ein dauerhaft gestörtes Schlafmuster – Einschlaf- oder Durchschlafstörungen. Mögliche Ursachen sind Unwohlsein, schlechte Schlafbedingungen wie zu wenig Sauerstoff, zu hoher Koffein- oder Alkoholkonsum, Übererregtheit, Stress, Nahrungsmittelallergien, Schock oder Ängste. **Selbsthilfe:** Mehr körperliche Betätigung. Spät abends nichts mehr essen. Mindestens eine Stunde vor dem Zubettgehen zu arbeiten aufhören und entspannen. **Achtung:** Wenn sich innerhalb von drei Wochen keine Besserung einstellt, den Arzt konsultieren.	Mit der Unfähigkeit zu entspannen	• Schlaflosigkeit setzt plötzlich ein. • Ungewöhnliche Aktivität des Geistes • Schlaf stellt sich letztlich ein, jedoch unbeständig. • Möglicherweise starke Kopfschmerzen
	Mit Reizbarkeit	• Betroffener kann zwischen 3 und 4 Uhr morgens nicht schlafen; fällt, kurz bevor es Zeit ist aufzustehen, in einen tiefen Schlaf; möglicherweise Albträume. • Verlangen nach Genussmitteln • Verstopfung mit vergeblichem Stuhldrang
	Mit großer Angst	• Nervosität, Ruhelosigkeit, Albträume • Schlaflosigkeit tritt plötzlich auf. • Unbeständiger Schlaf auf Grund von Schmerzen • Taubheitsgefühl in den Gliedmaßen
	Mit der Angst, nie mehr schlafen zu können	• Häufiges Gähnen, aber Einschlafprobleme • Gefühl von einem Kloß im Hals • Zunehmende Bangigkeit vor dem Zubettgehen, möglicherweise Albträume • Plötzliche Stimmungsschwankungen
REIZBARKEIT & ÄRGERLICHKEIT Diese Gefühle sind eine häufige Reaktion auf als körperlich oder psychisch bedrohlich empfundene Situationen. Sie können durch Überarbeitung, übermäßige Nachgiebigkeit, Verdauungsbeschwerden, Erschöpfung oder, beim Mann, durch Impotenz herbeigeführt werden und in Depression münden. **Selbsthilfe:** Mehr körperliche Betätigung. Entspannungstechniken praktizieren.	Reizbarkeit mit überkritischem Verhalten	• Ärgerlichkeit tritt schnell auf. • Ungeschicklichkeit und Hartnäckigkeit • Kälteempfindlichkeit • Verlangen nach Alkohol und fettigen oder würzigen Speisen • Überkritisches Verhalten anderen gegenüber
	Ärgerlichkeit mit Unsicherheit	• Verlangen nach Süßem • Hungergefühl, jedoch nach wenigen Bissen bereits Völlegefühl • Mangelndes Selbstvertrauen

Bei der homöopathischen Behandlung bzw. der Wahl des geeigneten Mittels werden alle Aspekte des menschlichen Daseins – die körperlichen, intellektuellen und geistigen – berücksichtigt. Mit der homöopathischen Behandlung lassen sich psychische Probleme zwar auch kurzfristig in den Griff bekommen, langfristig sollten aber eine Ernährungsumstellung, regelmäßige körperliche Betätigung, Entspannungstechniken oder Bewegungstherapie und Stressmanagement hinzukommen, um die Wirksamkeit zu erhöhen.

BESSERUNG	VERSCHLIMMERUNG	MITTEL & DOSIERUNG
• Wärme • Liegen • Eis lutschen	• Einnahme von Schlafmitteln • Starke Gerüche • Geräusche • Frische Luft oder Kälte	COFFEA (siehe Seite 53) C30 1 Stunde vor dem Zubettgehen, über 10 Tage
• Liegen auf der Seite • Sitzen • Wärme • Abends	• Liegen auf dem Rücken • Überessen, vor allem mit würzigen Speisen • Kaltes, windiges Wetter • Geräusche	NUX VOMICA (siehe Seite 92) C30 1 Stunde vor dem Zubettgehen, über 10 Tage
• Frische Luft • Warmer Schweiß	• Warme Räume • Tabakrauch • Laute Musik	ACONITUM (siehe Seite 31) C30 1 Stunde vor dem Zubettgehen, über 10 Tage
• Essen • Wasserlassen • Umhergehen	• Frische Luft • Kälte • Kaffee und Alkohol	IGNATIA (siehe Seite 69) C30 1 Stunde vor dem Zubettgehen, über 10 Tage
• Wärme • Schlaf • Abends	• Kälte • Geräusche • Überessen • Gegen 4 Uhr morgens	NUX VOMICA (siehe Seite 92) D12 halbstündlich, bis zu 10 Dosen
• Schlaf • Kaltwerden • Heiße Speisen und Getränke • Nach Mitternacht	• Stickige Räume • Beengende Kleidung • Überessen • Zwischen 16 und 20 Uhr	LYCOPODIUM (siehe Seite 77) D12 halbstündlich, bis zu 10 Dosen

KINDER

Die homöopathischen Mittel lassen sich problemlos verabreichen und machen schnell wieder gesund.

STÖRUNG	BESCHWERDEN	SYMPTOME
KOLIKEN Schmerzhafte Darmkrämpfe **Selbsthilfe:** Stillende Mütter sollten auf bestimmte Nahrungsmittel verzichten.	Mit Weinen und Schreien, besser durch Wärme	• Aufgetriebener Bauch • Ruhelosigkeit und Reizbarkeit • Plötzlich einsetzende packende oder stechende Magenschmerzen • Schmerzen werden durch Aufstoßen nicht besser.
WINDELDERMATITIS Die Haut im Windelbereich kann durch den Kontakt mit den Exkrementen rot und wund werden. **Selbsthilfe:** Die Babyhaut mit einer Lösung aus Calendula und Hypericum waschen.	Trockener Ausschlag auf empfindlicher Haut	• Haut ist rot, trocken, schuppig und gereizt. • Kratzbedürfnis bei Entfernen der Windel
	Stark juckender Bläschenausschlag	• Rötung und Bläschenbildung • Ruhelosigkeit und Kratzbedürfnis bei Entfernen der Windel
LAUNENHAFTIGKEIT Durch psychischen Stress, Allergien oder Zahnen verursacht. **Selbsthilfe:** Konsequente Erziehung.	Nichts gefällt	• Beim Zahnen können die Wangen gerötet sein, Reizbarkeit. • Möglicherweise krampfartige Symptome • Schmerzüberempfindlichkeit • Kind will nicht angesprochen/berührt werden.
DRÜSENFIEBER Wird durch Tröpfcheninfektion verbreitet. Die Symptome klingen nach zwei bis drei Wochen zwar langsam ab, die komplette Genesung kann jedoch länger dauern. **Selbsthilfe:** Bis zum Abklingen der akuten Symptome Bettruhe. **Achtung:** Die Diagnose ärztlich bestätigen lassen.	Mit übel riechenden Ausdünstungen	• Rachen ist dunkelrot, wund und geschwollen. • Reizbarkeit und übermäßige Gefühlsbetontheit • Speichel ätzt beim Schlucken den Rachen. • Zunge ist gelblich belegt und fühlt sich geschwollen an. • Übel riechender Atem und Körperausdünstung
	Mit Schmerzen beim Schlucken von Speisen und heißen Getränken	• Dunkelrote Mandeln • Beim Schlucken schießende Schmerzen zu den Ohren • Ruhelosigkeit und Gleichgültigkeit
KÖRPERGERUCH Die Schweißdrüsen nehmen in der Adoleszenz ihre Funktion auf. Wenn Bakterien den Schweiß zersetzen, entsteht unangenehmer Körpergeruch. **Selbsthilfe:** Täglich mit einer alkalischen Seife waschen.	Bei übergewichtigen, kälteempfindlichen Kindern	• Sauer riechende Ausdünstungen • Starke Körperausdünstung nachts, morgens und bei nur leichter körperlicher Betätigung • Depression, Bangigkeit, Ängste
	Schwitzen bei Hitze wie bei Kälte	• Reichlicher, unangenehm riechender Schweiß sowohl bei Wärme als auch bei Kälte

Die Kindheit umfasst den Zeitraum bis zum Ende des zwölften Lebensjahres. Während dieses Abschnitts bereitet sich das Immunsystem auf die Pubertät und das Erwachsenenalter vor. Die meisten Eltern ziehen aus Angst vor Nebenwirkungen sanfte, natürliche Heilmittel vor und greifen nur in schweren Fällen auf schulmedizinische Präparate zurück. Die häufigsten Störungen des nächsten Lebensabschnittes, der Adoleszenz, gehen auf hormonelle Schwankungen zurück. Die Homöopathika helfen beim Ausgleich dieser Gleichgewichtsstörungen.

BESSERUNG	VERSCHLIMMERUNG	MITTEL & DOSIERUNG
• Wärme • Warme Bäder • Leichter Druck auf den Magen	• Kalte Luft • Nachts • Berührung • Liegen auf der rechten Seite	MAG. PHOS. (siehe Seite 78) D12 alle 5 Min., bis zu 10 Dosen
• Frische Luft • Warm und trocken gehalten	• Zu viel oder zu warme Kleidung • Waschen	SULPHUR (siehe Seite 93) D12 4-mal täglich, bis zu 5 Tage
• Positionswechsel • Warm und trocken gehalten	• Unbekleidet • Nass werden • Zugluft	RHUS TOX. (siehe Seite 85) D12 4-mal täglich, bis zu 5 Tage
• Getragenwerden • Schwitzen • Mildes Wetter	• Zahnen • Nachts • Nach dem Frühstück • Angesprochenwerden	CHAMOMILLA (siehe Seite 50) C30 täglich, bis zu 7 Tage
• Ruhe • Warme Kleidung • Morgens	• Extreme Temperaturen • Schwitzen • Nachts • Liegen auf der rechten Seite	MERC. SOL. (siehe Seite 66) D12 alle 4 Stunden, bis zu 10 Dosen
• Ruhe • Liegen auf dem Magen • Wärme	• Beim Aufstehen aus dem Bett • Bewegung • Schlucken • Heiße Speisen und Getränke	PHYTOLACCA (siehe Seite 83) D12 alle 4 Stunden, bis zu 10 Dosen
• Trockenes Wetter • Morgens • Nach dem Frühstück	• Kälte • Bei vorwiegend körperlicher, aber auch geistiger Anstrengung	CALC. CARB. (siehe Seite 44) D12 stündlich, bis zu 10 Dosen
• Ruhe • Morgens	• Extreme Temperaturen • Schwitzen • Nachts	MERC. SOL. (siehe Seite 66) D12 stündlich, bis zu 10 Dosen

FRAUEN & MÄNNER

Störungen der Fortpflanzungsorgane sprechen sowohl bei Männern als auch bei Frauen gut auf Homöopathika an.

STÖRUNG	BESCHWERDEN	SYMPTOME
PRÄMENSTRUELLES SYNDROM (PMS) Von PMS betroffen sind etwa 75 Prozent aller menstruierenden Frauen. Die Symptome sind körperlicher wie psychischer Art. **Selbsthilfe:** Verzicht auf salzige oder fettige Speisen und auf Junk-Food, auf Zucker, Tee, Kaffee und Alkohol. Täglich regelmäßig bewegen.	Mit Teilnahmslosigkeit, Reizbarkeit und Weinerlichkeit	• Fettige Haut, möglicherweise mit Akne • Verlangen nach salzigen und zuckerhaltigen Speisen • Abgeschlagenheit, Zornesausbrüche, Herumschreien • Nachlassendes sexuelles Verlangen • Gefühl, als wollte die Gebärmutter herausfallen
	Mit geschwollenen, empfindlichen Brüsten	• Flüssigkeitseinlagerung • Geschwollene, empfindliche Brüste und Gelenkschmerzen • Energiemangel, Depression, Gleichgültigkeit • Möglicherweise Scheidenausfluss oder -pilz
MENSTRUATIONS-SCHMERZEN Diese auch als Dysmenorrhö bezeichnete Störung tritt meist während der ersten Tage der Menstruation auf. **Selbsthilfe:** Viel frisches Obst und Gemüse essen. Viel körperliche Betätigung. Wenn nötig Gewichtsabnahme.	Unterleibsschmerzen mit Depression und Selbstmitleid	• Gebärmutterkrämpfe, die Übelkeit und Erbrechen verursachen; Schmerzhaftigkeit des Unterleibs • Depression, Migräne, will getröstet werden • Reißende Schmerzen im Unterleib
	Unterleibsschmerzen, besser durch Hitze und Druck	• Kolikartige, krampfende Schmerzen • Reizbarkeit, Ängstlichkeit, Schmerzfixiertheit • Klumpiger Regelfluss • Dunkler, Faden ziehender und teerartiger Regelfluss • Periode beginnt vorzeitig.
EREKTIONSSTÖRUNGEN Erektionsstörungen können körperliche oder psychische Ursachen haben. **Selbsthilfe:** Versuchen Sie zu entspannen. **Achtung:** Bei Anhalten der Symptome Arzt aufsuchen.	Aus Versagensangst	• Penis bleibt kalt und klein. • Möglicherweise vorzeitige Ejakulation • Starkes sexuelles Verlangen, doch mangelndes Selbstvertrauen
	Auf Grund einer Prellung	• Penisprellung infolge Verletzung • Penis fühlt sich wund und berührungsempfindlich an. • Möglicherweise vorzeitige Ejakulation • Angst vor Berührung
BALANITIS Diese Eichelentzündung geht mit Schwellung und Wundheit der Vorhaut und der Eichel einher. Evtl. durch Reibung oder Reizung entstanden. **Selbsthilfe:** Sauber halten. Calendulasalbe auftragen.	Vorhaut und Eichel sind entzündet	• Die Vorhaut ist innen gereizt und entzündet. • Möglicherweise Juckreiz • Möglicherweise Geschwürbildung • Möglicherweise übel riechende eitrige Absonderung

Die Homöopathika können bei Frauenbeschwerden eine attraktive Alternative zur Schulmedizin darstellen und sind besonders geeignet für die Behandlung wiederkehrender Beschwerden, die im Zusammenhang mit dem Monatszyklus auftreten. Beim Mann lassen sich viele Störungen der Sexualorgane bei rechtzeitiger Erkennung gut behandeln. Eine unterlassene Behandlung kann jedoch zu Komplikationen führen und Fruchtbarkeits- oder Sexualfunktionsstörungen verursachen und sogar lebensbedrohlich sein.

BESSERUNG	VERSCHLIMMERUNG	MITTEL & DOSIERUNG
• Essen • Schlaf • Starke körperliche Betätigung • Hitze	• Kälte • Tabakrauch • Geistige Anstrengung • Frühmorgens und am frühen Abend	SEPIA (siehe Seite 87) C30 2-mal täglich bis zu 3 Tage, vom 1. Tag des zu erwartenden PMS an.
• Morgens • Leichte Verstopfung	• Zugluft • Kälte, Feuchtigkeit, Wind • Überanstrengung • Zwischen 2 und 3 Uhr morgens	CALC. CARB. (siehe Seite 44) C30 2-mal täglich bis zu 3 Tage, vom 1. Tag des zu erwartenden PMS an
• Weinen und Mitgefühl • Leichte körperliche Betätigung • Frische Luft • Kalte Getränke	• Hitze • Extreme Temperaturen • Schwere, fettige Speisen • Abends und nachts	PULSATILLA (siehe Seite 84) C30 stündlich, bis zu 10 Dosen
• Wärme • Heiße Bäder • Druck auf dem Unterleib • Zusammenkrümmen	• Kalte Luft und Zugluft • Zu leichte Bekleidung • Nachts • Erschöpfung • Bewegung	MAG. PHOS. (siehe Seite 78) C30 stündlich, bis zu 10 Dosen
• Lockern der Kleidung • Warme Getränke • Wasserlassen	• Beengende Kleidung • Sehr heiße Räume • Überessen	LYCOPODIUM (siehe Seite 77) C30 2-mal täglich, bis zu 5 Tage
• Baden in kaltem Wasser • Beischlafstellung, die den geprellten Bereich entlastet	• Berührung • Weitere Verletzung oder Prellung • Sexuelle Exzesse	ARNICA (siehe Seite 39) C30 2-mal täglich, bis zu 5 Tage
• Gemäßigte Temperaturen • Ruhe • Kratzen des betroffenen Bereiches • Morgens	• Nachts • Schwitzen • Überhitzen • Kalte Luft und Zugluft	MERC. SOL. (siehe Seite 66) D12 alle 4 Stunden, bis zu 5 Tage

REGISTER

ABKÜRZUNGEN

A

B

C

DANK

DANK DES VERLAGS

Der Verlag Dorling Kindersley dankt Franziska Marking für die Bildrecherche, Hilary Bird für die Erstellung des Registers und Marshall Baron für das Korrekturlesen.

FOTOGRAFIEN

Der Verlag Dorling Kindersley dankt den nachfolgend Genannten für die freundliche Erlaubnis zum Abdruck Ihres Bildmaterials:

u = unten, m = Mitte, l = links, r = rechts, o = oben
AKG London: 13; Erich Lessing 10, 12.
Geoscience Features: Dr. B. Booth 82.
Magnum: Hiroji Kubota 24 u. l.
N.H.P.A.: Jany Sauvanet 9, 74.
Science Photo Library: CNRI 18 m.
Superstock Ltd.: 25 u. r.
Telegraph Colour Library: Paul Aresu 19 u.; Ancil Nance 25 o. r.;
Adam Smith Production 18 u.; Stephen Simpson 19 o.

Alle anderen Bilder stammen von: Steve Gorton, Neil Fletcher, Dave King, Matthew Ward, Andy Crawford, Harry Taylor, Phillip Dowell, Colin Keates, Martin Cameron, Anne Hyde, Jonathan Buckley, Deni Bown, Howard Rice, David Murray, Roger Phillips und Peter Chadwick.